世界No.1日本人心臓外科医が教える

心臓・血管・血圧
すべての
悩みを解決する
方法

ドイツ・ボッフム大学永代教授
大崎病院東京ハートセンター顧問
南 和友【著】

アチーブメント出版

はじめに

生きている以上、老いを実感する時期は必ず訪れます。先が見えて、一抹の寂しさも感じます。循環器系の病気は目には見えず、自覚症状もありません。しかし、30歳を過ぎれば程度の差はあれ誰にでも動脈硬化は進行し、高血圧症や糖尿病だとその流れに拍車がかかります。

高血圧症は日本でもっとも多い病気で患者数は1000万人を超えます。予備軍を合わせると、60歳以上の半数は、循環器疾患に関連するなんらかの症状を抱えています。

ある有名なスポーツ選手が脳梗塞で倒れました。あれだけ元気で健康そうな人が病気で倒れるとは誰も想像さえしていなかったでしょう。迅速な治療と必死のリハビリで一命はとりとめたものの、以前のようにスポーツ界に戻ってくることはありませんでした。その人は心臓の不整脈が原因だった脳梗塞と診断されました。

自分の身体に無理をさせれば、心臓はその分、血流を上げて循環器系を機能させようとしますし、結果、血管に負担がかかります。栄養素、酸素を輸送し、老廃物を運び出す血管の健康が保たれているからこそ、全身の骨、臓器、筋肉、あらゆる組織細胞が正常に働きます。

すでに症状のある方、健康診断の数値が悪い方は、決して健康体ではないという自覚があります。ただ、何をしたらいいのかがわからない。情報がないから生活を変えないという悪循環のサイクルで状態はますます悪化していきます。

血管病は全身病です。動脈硬化が進んでいれば、いつ心臓や脳の動脈が詰まってもおかしくはないのです。

人間の身体は老いに抗えないものです。若いころと比べて、長い距離を歩けば息切れしたり、遠出をすれば頻回に休憩しなければならないのは致し方ありません。ただ、毎日元気に散歩して、家事をして、外を出歩き、時には海外へも旅行する生活はいくつになってもできます。

循環器疾患を抱えている人、リスクの高い人は生活を変えなければ、血管は確実に衰えていきます。わたしは70歳になっても健診数値に問題はありません。血管年齢はマイナス20歳です。しっかりとケアをすれば、誰でも若々しく元気な血管を保つことができます。

これまで数冊の書籍を執筆し、お目にかかったことのない人に対しても、その健康法を紐解き、届けることができました。そのなかで光栄にも直接診察を受けたいという声もいただき、実際に本を持参して来院される方もみえました。

本書は、そのような循環器系疾患に悩める方、リスクを不安に感じられている方に直接アドバイスするつもりで書きました。カバーする範囲は「循環器系に関連する生活習慣病」を入口に、日本人の死亡原因上位にあたる「心疾患」「脳血管疾患」を柱に、具体的な症状・徴候と病気になったあとの対処法を述べています。

日本人の罹る傷病のなかで循環器疾患は医療費の20・5パーセントを占める最大の病気です。循環器疾患は、我が国の医療費を圧迫する最大の要因になっています。「血管を強くする」「コレステロール値を下げる」といったテーマごとに、テレビや雑誌などで健康に関する情報も断片的に発信されています。

何もしないより断片的に取り入れたほうがよいと思います。ただ、健康法をなぞるだけでは真の健康体を手にすることはできません。循環器疾患の治療・改善は総合的におこなうものです。それはあらゆる病気の予防になります。

多くの人は不調を感じたら、疲れを感じたら休むということをしています。しかし、健康を考えれば、調子が悪くなる前、疲れる前にどのような行動を取るかが何より大切なのです。

いくつになっても「健康になるのが遅い」ということはありません。すでに循環器系疾患の症状のある方、リスクを自覚している方はこの本の医学的な助言を取り入れて、ご自身の生活習慣にしてもらいたいと願っています。

ほんとうに健康な人は、気力や活力にみなぎっています。肉体的な健康を手にすることで、若いころのような積極性や情熱も蘇ってきます。精神的な充実感は毎日の生活にハリを与え、人間らしい豊かな人生を手に入れることができるのです。

世界No.1日本人心臓外科医が教える

心臓・血管・血圧 すべての悩みを解決する方法

目次

第3部　循環障害から起こるさまざまな病

第4部　循環器疾患にならないための生活習慣改善

第1部

循環器系の異常診断

高血圧は危険な症状

血管内の圧力を血圧と言います。血圧は通常、動脈内の圧力を指します。ポンプの役割を果たす心臓が収縮（しぼんで血液を出す）ときに最大となり、拡張（ふくらんで血液を吸う）ときに最小になります。

収縮期血圧は上の血圧、拡張期血圧は下の血圧と言われています。「収縮期140mmHg（水銀柱）未満、拡張期90mmHg未満」が正常値です。日を変えて何度測ってもこの数値以上なら、高血圧と診断されます。

病気はすべて原因があります。超音波検査（エコー）で動脈硬化を調べます。原因のわからない高血圧（本態性高血圧）は高血圧全体の3分の1程度で、残り3分の1は動脈硬化性、ホルモン異常が15パーセント、自律神経失調症が15パーセントとなっています。

すなわち、3分の2は動脈硬化が進まないように運動習慣をもったり、コレステロールの摂りすぎに注意する、自律神経を整えるといった生活習慣の改善によって対処できます。それで治らない場合は薬を服用します。

どのような病気リスクがあるのか

高齢者（60歳以上）の4人に1人は高血圧と言われるほど身近な高血圧ですが、末梢まで血流が十分にいっていないために、頭がぼーっとする、意識障害（急に倒れる、失神発作）という症状が起こる可能性があります。

急に悪化して致死的なことに至るケースは少ないのですが、高血圧が続くと動脈瘤ができたり、血管が切れたり、脳出血のリスクがあります。心肥大が進んで、心不全にもなります。

恐ろしい循環器病が待ち受けているにも関わらず、高血圧はほとんどの人に自覚症状がありません。そのため〝サイレント・キラー〟（沈黙の殺し屋）とも呼ばれています。

高血圧だからとすぐに薬を飲むのはよくない治療法です。薬で血圧を下げるとは、血圧が高いという症状を治しているだけです。やがて薬を飲まなくなってしまう、生活習慣は改善されない……。根本原因は一向に治りません。

わたしが最初に助言するのは生活習慣の改善です。2ヵ月後にふたたび来院してもらいます。血圧を測って、心電図を見て、血液検査をして数値が改善されているかを調べます。言われたとおりに生活習慣を改めて、3回目（半年後）の来院までに改善が見られていない場合、はじめて薬の処方を検討します。

降圧薬

よく用いられる降圧薬をまとめました。原則として循環器系疾患の薬は、何かの作用を抑えることで、副次的に血流を改善するものだと認識してください。

医者に勧められるまま何十種類もの薬を飲み続けている人もいます。以前、高血圧になり、狭心症にもなって、腎臓がむくんできたので利尿剤を飲み……と15種類もの薬を飲んでいた人がいました。

生活習慣が悪いため、薬で症状を緩和させようとしていて余計に身体を悪くしていました。薬をすべてやめてもらい、早寝早起きからはじめてもらうと、2ヵ月もしないうちに回復されました。

薬をやめることにはリスクがあり、しっかりとした検査が必要ですが、血管を強くする、血液の質を高める基本は生活習慣を整えることだと考えて、薬に頼らない生活を送れるように、日々の習慣を改善してください。

◉カルシウム（Ca）拮抗薬

血管細胞へのカルシウムイオンの流入を減らすことで、血管を拡張させて血圧を下げます。狭心症にも有効です。

［副作用］低血圧、めまい、動悸、顔のほてり、むくみ、血管浮腫、腎機能障害

◉アンギオテンシン変換酵素阻害剤（ACE）

アンギオテンシンⅡ受容体拮抗剤（ARB）

副腎から出て血液量を増やすアンギオテンシンというホルモンの作用を抑えることによって血圧を下げます。心不全のほか腎臓にも作用する降圧剤です。

［副作用］咳、めまい、不眠、血小板減少、血管浮腫

◉利尿薬（ラシックス、アルダクトン）

腎臓から排出される尿量が減少すると、体内を循環する血液量が増えて心臓に負担がかかります。利尿剤を使い、食塩と水を出すことで血圧を下げます。

［副作用］ 脱力感、吐き気、食欲不振、下痢、めまい、頭痛

◉βブロッカー

交感神経のレセプター（ベーターレセプター）をブロックし、心臓が過剰に収縮しないようにします。狭心症や不整脈にも有効です。

［副作用］ 心拍数が下がる

◉ジギタリス

心房と心室の間の刺激伝導速度を抑えることで、心拍数が下がり、心臓が一度に拍出する血液量を増やします。

［副作用］ めまい、頭痛、食欲不振、吐き気、下痢

◉アスピリン（抗血小板剤）

血液を凝固する血小板の作用を抑えて、血液をサラサラにします。

［副作用］出血、胃痛、喘息発作

◉ワーファリン（抗血液凝固剤）

心房細動や人工弁を入れるときには決まって処方する薬です。血液がビタミンKを使って凝固する作用を抑えます。

［副作用］出血、肝機能障害

これらのほかにも、中枢神経に作用する薬や血管を拡げる薬が用いられることもあります。

高血圧を一過性の風邪のように理解している人もたくさんいます。熱が下がればば服用しなくなるように、3週間〜4週間で薬をやめてしまう人は感覚値ですが8割はいます。降圧薬を使用すると、一生飲み続けなければならないのかと不安になる方もいますが、高血圧の原因がわかり、それが改善されれば中止することも可能です。

血圧を測る大切さ

毎日血圧を測定している方も多いと思います。誰でも病院で血圧を測ると緊張して平均して10mmHg/5mmHg程度高くなる傾向があります。なかには50mmHg以上になる人もいます。白衣血圧といって、この場合は、降圧薬は原則として必要ありません。反対に病院では正常なのに日常生活では血圧が高い仮面高血圧の人もいます。

白衣血圧が大きい人は、医者が降圧薬の効果が不十分と判断して薬を増やし、血圧が下がりすぎてしまう危険があります。

家庭での血圧測定が、高血圧の治療にいかに大切かがわかるでしょう。高血圧に関係する心血管障害は、病院で測定した数値よりも家庭で測定した数値との関連が強いことがわかっています。医者も大いに参考にしているので、ぜひ家庭内での測定を続けてください。

病院に来るのに長時間電車や車で来られる患者さんがおられますが、来院してすぐに血圧を測るとほとんどの場合高めに測定されます。来院して少なくとも15分ほどして血圧を測定するほうがより正確な値が得られます。家庭血圧は、外来血圧よりも基準の数値を低くします。家庭血圧で高血圧と診断されるのは135mmHg/85mmHg以上です。

また、夜よりも朝のほうが交感神経が優位になって、血圧は高くなることをおぼえておいてください。

血圧計は手首や首で測るものよりも、腕帯（カフ）を巻いて測定するもののほうが精度が高くおすすめです。

降圧薬を服用中の方は、朝食前や服用前におこないましょう。朝の時間がない方は、夕食後2時間経ってから就寝前までに測定してください。降圧効果をチェックするために、服用2時間後～4時間後に血圧が下がりすぎていないかも折に触れて確認してください。

血圧はちょっとした要因ですぐに変化するので、基本は毎日測定します。朝と夜の2回、できるだけリラックスした環境で測り、朝の数値を基準に判断します。日時、脈拍数に加えて、薬の服用時間、その日の体調や症状なども記録しておきましょう。夜は飲酒直後や入浴直後は避けましょう。血管が拡張し、血圧が低くなっています。

高齢者は血圧が高めのため、上の血圧が150mmHg程度でも、夜が正常値内（120mmHg程度）であればそこまで心配する必要はありません。180mmHgなど明らかに高い場合は高血圧です。

朝、上の血圧が140mmHgでも夜も140mmHgであれば、動脈硬化が進行しているか自律神経の乱れている可能性があります。

血圧があまりにも安定しない場合は不整脈が考えられます。心電図を取ってもらいましょう。

左右の腕の血圧差も調べておきましょう。鎖骨の下の動脈から腕にいく血管に狭窄があると、血圧が片方の腕と比べて低くなります。

血圧の変動に合わせて、勝手に降圧薬の量を増やしたり、減らしたりするのは厳禁です。必ず主治医と相談してください。

治療の基本は生活習慣の改善

もし高血圧になったら、塩分を控える。暴飲暴食しない。自律神経を休める（オン・オフを切り替える）といった、意図的に血圧を上げない生活を築くことが大切です。

高血圧の原因として一番多いのは、若い人なら自律神経失調、50歳くらいからは動脈硬化です。血管年齢を調べてみましょう。実年齢よりも高い人は、塩分の摂りすぎなど食習慣の問題か、働きすぎで生活が不規則になり交感神経優位になっていることが考えられます。

高血圧を訴える人に対して、わたしがはじめに見るのは食生活です。次に何時ごろ寝て起きるのか、自律神経の乱れるような生活をしていないかを確認します。大切なのは原因を知ることです。何も悪い生活習慣はないのに、高血圧になっている人は自分でも気がついていない、なんらかのストレスがかかっている可能性があります。

病院に行けば、医者主導でおこなわれるのは症状をなくすための治療で、血圧が高ければ、すぐに下げる薬を処方されるかもしれません。

ただし、薬は健康になるためのものではなく、不調を抑えるものです。病気の原因である生活習慣を変えることができるのは患者さん本人だけです。そして、その成果を得るためには最低でも3ヵ月はかかります。

また一時的に効果が見えても、生活習慣が戻ってしまうとすぐ血圧は上がってしまいます。血圧が高い人は、健康になる努力は自分にしかできないことを知り、次の習慣を心がけてください。

［その1］塩分量

私たちの身体は毎日3グラム～5グラムの塩分を失うため、1日に必要な塩分は平均6グラム（小さじ1杯）です。

ところが、日本人の塩分摂取量は男性で10・9グラム、女性で9・2グラムで年齢とともに増える傾向があります。

小型の丸いパン2個、スープ、ソース、インスタント食品、塩味のスナック菓子で1・2グラム、ソーセージ類、ハム、サラミ（スライス3枚）で1・8グラムです。中華料理の定食を食べるとそれだけで1日に必要な塩分量をオーバーします。洋食もステーキやハンバーグなどは4グラム〜5グラムの塩分があります。

加工食品にはナトリウム量しか表記されていないものもあります。食塩量はナトリウム量を2・5倍に換算したものです。

尿検査でナトリウム量を測定できます。150mEq/1を超えると食塩の過剰摂取となります。医者に相談しましょう。

食塩を1グラム減らせば、血圧は0.5mmHg〜1mmHg下がると言われています。

個人差があるので、食塩制限をしてもなかなか効果が見られない方もいらっしゃいます。

塩味の恐ろしいのは、どんどん舌が塩化していくことです。味の濃いものを食べている人ほど、しょっぱいものを求めて塩分摂取量が多くなっていきます。

まずは食材本来のうまみを味わいましょう。加工食品や調味料は極力控える。素材そのものの味で物足りないときは、ハーブ・香辛料などしょうゆ、塩、味噌の代わりになるもので味付けをするなど、工夫の余地はたくさんあります。

物足りなさを感じるのは、はじめのうちだけです。3週間を目標に食事を改善してみてください。本来の味覚に戻ると努力して減塩しなくても必要な塩分量で1日の食事を満足することができます。

［その2］体重コントロール

体重の重い人は、体脂肪で筋肉層の中にある血管が締められています。1キログラムの減量で血圧は1mmHg～1.5mmHg下がるとも言われているので、肥満の人は少しでも減量する価値はあります。

肥満の程度を示す指標としてＢＭＩ（ボディ・マス・インデックス）があります。次の式で簡単に求めることができますから、時々チェックして普通体重にするよう努力してください。

ＢＭＩ＝体重（kg）÷身長（m）の２乗

体重65キロ、身長１７０センチの人は
65÷［１・７×１・７］で、ＢＭＩ値は22・５となります。

日本肥満学会の基準では、18・５～25は「普通体重」、それ以上は「肥満」としています。

肥満者は、血液中の脂肪が過多になりやすく、普通体重の人と比較して高血圧の比率が2倍〜3倍多くなります。さらに高尿酸血症、糖尿病などを合併しやすくなります。

体重が減っても血圧が下がらない場合もありますが、心臓は体重が増加するほど余分な血液を送り出さなければならないので拍出量が増えて、血圧は明らかに上昇します。肥満が糖尿病や脂質異常症の〝下地〟になりやすいのは言うまでもありません。

肥満だから急に運動を始めるのではなく、心臓血管系の問題を抱えていないか、検査をしたうえで主治医に相談してください。

また、1ヵ月で2キログラム以上の減量は身体の組織までやせてしまうので避けましょう。腎機能障害がないかぎりは、細胞をつくる元になるたんぱく質をしっかり摂ってください。

運動は、ウォーキング、水泳、自転車といった手足の大きな筋肉を動かす全身運動が適すると言われますが、ゴルフ、テニス、サッカーでも、過度なものでなければなんでもよいでしょう。

適度な運動はするべきです。運動はすればするほど、運動依存といって運動しなければ気が済まなくなってきます。

できる範囲から有酸素運動を週2回～3回は続けましょう。降圧効果が数値として出始めるのは4週目ごろからと言われています。有酸素運動の範囲は、最大心拍数の65パーセント～82パーセントの範囲にありますが、わかりにくいので、次の式で求めればよいでしょう。

◉有酸素運動の範囲

上限：（220－年齢）×0・75（75％）

下限：（220－年齢）×0・6（60％）

降圧薬を服用している人は、脈拍数の増え方が小さいので、運動が過酷になり無酸素運動になってしまう恐れがあります。目標心拍数の下限を上限として、主治医に相談をしながら、運動に身体を慣れさせていきましょう。

［その3］アルコールの節制

飲酒量が増えるほど血圧が高く、高血圧になりやすいことがわかってきました。1日のアルコール摂取量は中ビン1本（500ミリリットル）、日本酒で1合（180ミリリットル）、ウイスキーでダブル1杯まで（60ミリリットル）、ワイン1杯（120ミリリットル）。女性はその半分と言われます。

［有酸素運動の目標心拍数（目安）］

80歳	84 ～ 105
70歳	90 ～ 113
60歳	96 ～ 120
50歳	102 ～ 128
40歳	108 ～ 135

ただし、これは飲める人が基準です。飲める人とは、日本酒1合を飲んでも酔いも感じないぐらいの人です。日本人の約1割はアルコール分解酵素をほとんどもっていないため、少量でも健康にはよくありません。飲める人もアルコールは依存性が出てくるので、酒量が増えて肝臓や腎臓に負荷をかけてしまうことがあります。飲んでもビールをコップ1杯程度に抑えたいところです。

お酒が入れば胃腸の動きがよくなるので食欲が湧いてきたり、血管を広げるので動脈硬化の抑制が期待されます。ただ、アルコールに頼らなくても運動すれば血液循環させることができます。

アルコールで心拍数が上がり、循環血液量が増えると、心臓や血管には負荷がかかります。脳出血、不整脈、心肥大などの危険因子でもあります。高カロリーなので肥満にもつながりやすくなります。

［その**4**］ミネラル摂取

ミネラル（カリウム、カルシウム、マグネシウム）が不足していると腎臓の働きが悪くなります。先に述べたように、腎臓の機能が悪くなると、血液量が増えて心臓に負担がかかります。

ミネラルを豊富に含む野菜や海藻類を積極的に食べたいものです。ゆでたり、煮たりすると、ミネラルは汁に染み出してしまうので、できれば生のままいただきましょう。

サプリメントを買って飲むほどではありません。足りているのに飲んでもよいのはビタミン系だけで、ミネラルは身体に蓄積されると血圧を上げてしまいます。

◉カリウム・マグネシウムを多く含む食材

野菜、果物、海藻、豆類、ナッツ

◉カルシウムを多く含む食材

牛乳、シーフード

すでに腎臓の機能が悪い方には、たんぱく質の多い牛乳・シーフードはおすすめしません。

［その5］自律神経のコントロール

人間が活動的になると、交感神経が刺激され、アドレナリンが分泌されて血管を締めます。イライラしたり、緊張状態になると、交感神経優位で血圧は高くなります。反対に、リラックスすると副交感神経が優位になって、血管を開き、血圧は下がります。入院して安静にするだけで血圧が下がるケースは多く、過剰なストレスは高血圧に悪い影響をもたらします。

自律神経には閾値《いきち》があり、閾値が低いとちょっとしたことでも交感神経が過敏に反応するので、イライラや過緊張などが激しくなります。自律神経の閾値が下がっていないかチェックしてみてください。

□最近疲れやすくなった
□サウナのあと、水風呂に入れない
□汗をあまりかかない
□手足がいつも冷たい
□感情的ですぐにイライラする

チェックが多いほど、自律神経の閾値は下がっています。交感神経のあとには必ず副交感神経がついてくるので、音楽を聞いたり、観劇をしたり、読書をしたり、趣味をもってしみじみとその感動を味わいましょう。何かを活動したあとの達成感や充実感を意識してもらいたいのです。

刺激がなくなった、意欲がなくなった、心を動かされることがなくなったというのは閾値が下がっているサインです。大きな満足感、幸福感を味わえば味わうほど、自律神経の閾値は高くなっていきます。

［その6］禁煙

言うまでもなく喫煙は百害あって一利なしです。ニコチンの作用で血管が締まり、たばこ1本につき10mmHg～20mmHgの血圧を上げると言われています。

喫煙は、がん、肺や消化器などの病気だけでなく、狭心症、心筋梗塞、脳梗塞、閉塞性動脈硬化症といった動脈硬化性疾患の発症を促します。1日2本～3本の喫煙でも冠動脈疾患のリスクを50パーセント高めます。血が固まりやすくなり、血栓症を起こす危険も高まります。

さらに悪いことに、喫煙はほかの危険因子にも影響し、ＬＤＬコレステロール値を高め、ＨＤＬコレステロール値を下げます。動脈硬化のリスクを高めます。喫煙者は循環器病、がんの死亡率が、非喫煙者と比較して1・5倍〜2倍になることがわかっています。高血圧を治したければ、ただちに禁煙してください。

冠動脈疾患リスクを上げる脂質異常症

血液中の脂質には、コレステロール、中性脂肪、リン脂質、遊離脂肪酸の4種類があります。

コレステロールは細胞や血管壁をつくるために必要な成分です。血液に乗せて運ぶためには、リポ蛋白類で包む必要があり、リポ蛋白類は2種類に分かれます。皆さんに馴染み深いHDLコレステロール（高濃度リポ蛋白）とLDLコレステロール（低濃度リポ蛋白）です。

LDLは、肝臓からコレステロールを末梢まで運んでいます。粒子が小さいため、血管壁の亀裂や分岐に集積し、アテローム（粥腫）を形成して、動脈の石灰化（動脈硬化）を引き起こすため、悪玉コレステロールと呼ばれます。

ＨＤＬコレステロールは、余分なコレステロールを集めてきて肝臓へ戻します。動脈硬化予防になるので、善玉コレステロールと呼ばれます。

ＬＤＬ値が高くてもＨＤＬ値も同様に高ければ問題はありません。一般的にはＬＨ比（ＬＤＬ／ＨＤＬの比率）が２以下が好ましいと言われます。もし、ＬＤＬが 160mmHg と高値であってもＨＤＬが 80mmHg 以上あれば問題ないということです。

中性脂肪は、エネルギーを貯蔵したり保温する役割があります。多くなりすぎると体脂肪、内臓脂肪が増えてしまいます。基準範囲は 30mg/dL ~ 149mg/dL です。最近ではＬＨ比が重視されます。またもうひとつの指標はレムナントコレステロールで、特定健診の診断項目に加えられました。レムナントとは残り物を意味し、

[LDLとHDLの働き]

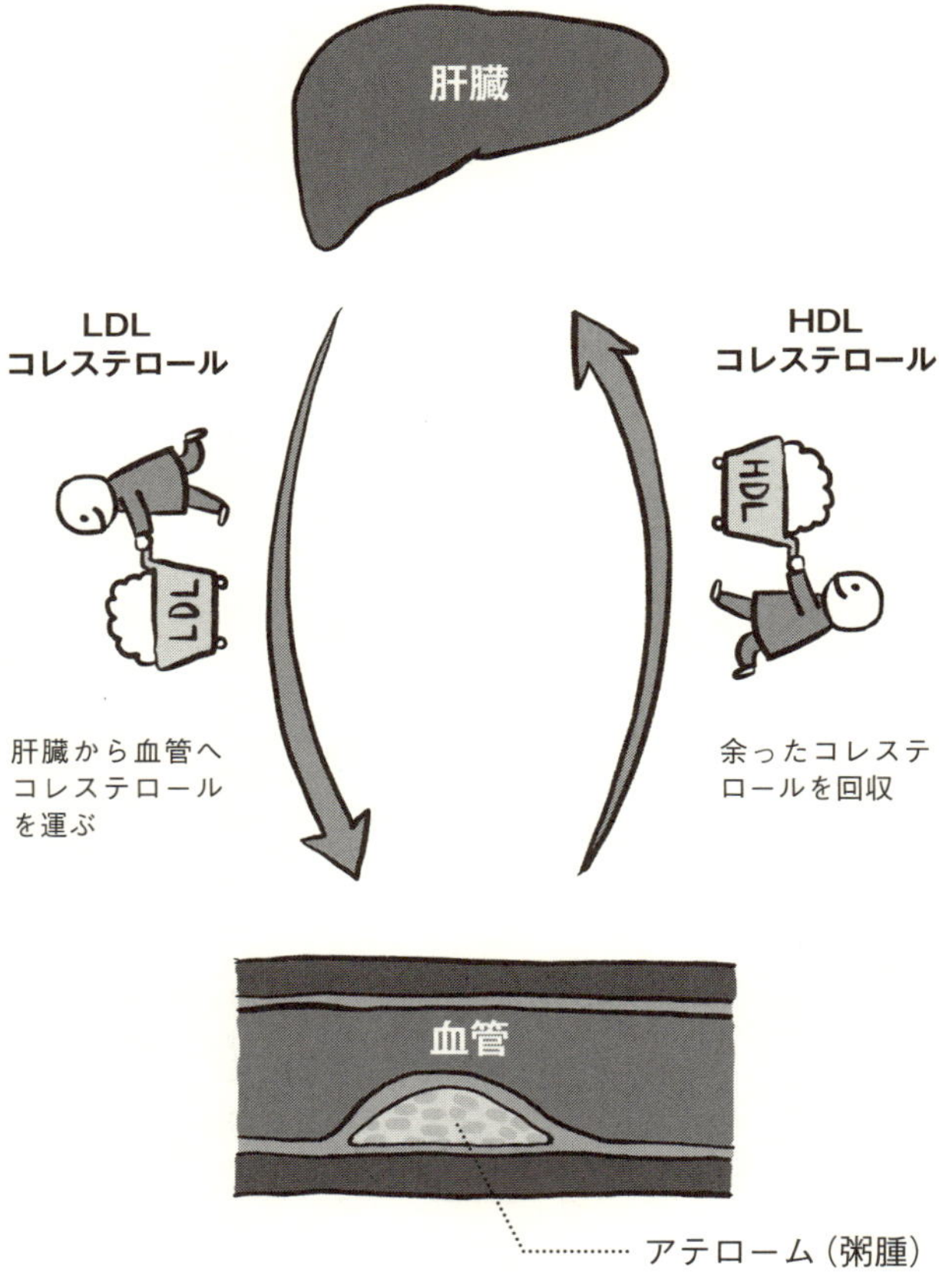

肝臓
LDL
コレステロール
LDL
肝臓から血管へ
コレステロール
を運ぶ
HDL
コレステロール
HDL
余ったコレステ
ロールを回収
血管
アテローム（粥腫）

総コレステロールからＨＤＬを除いたコレステロール（Non-HDL コレステロール）です。150mg/dL 未満が基準範囲内です。

脂質異常症がある人はない人に比べて冠動脈疾患のリスクが３倍になると言われていて、高血圧に並ぶ生活習慣病として問題視されています。

運動不足や乱れた食の欧米化などに起因することが多く、甲状腺機能低下症、副腎皮質ホルモンの分泌異常、糖尿病、腎臓病、肝臓病など、ほかの病気によって引き起こされる場合は、原因となる病気の治療が大切です。病気が治れば、脂質異常症も改善することがあります。また、遺伝による可能性もあります。

コレステロールや中性脂肪の数値が高い場合、脂っこいものを控えることを考えがちですが、炭水化物の摂りすぎにも注意しなければなりません。

外来の患者さんにも「脂っこいものは食べていないのに、中性脂肪が高いのです」と言われることがあります。見た目も肥満体型で、毎日お米を食べていると言います。

人間の体内にあるコレステロールのうち食べものから産生されるのは3割程度で、残りは肝臓が炭水化物（糖）を元につくっています。炭水化物の摂りすぎで余ったエネルギーを蓄えようとして、脂肪が蓄積されていくのです。

基礎代謝は落ちていくので、50歳を過ぎて白米を毎日3食は炭水化物の摂りすぎです。わたしは週に2回ほどしかお米を食べません。

白米や白いパンなど、精製された食品を避けて、玄米やライ麦、全粒粉のパンを選びましょう。また、ご飯よりもおかずをたくさん食べるように心がけてください。

脂肪は質がとても大切です。ＬＤＬも細胞をつくる大切な成分ですから、減らすのではなく、ＨＤＬを増やす食事を考えてください。

牛、豚、鶏よりも魚（とくに青魚）を食べてください。乳製品や洋菓子、アイスクリームなども制限すべきだとわかると思います。同じようにソーセージやハムなどの加工食品も控えます。

卵だけは良質なたんぱく質を含むので、食べすぎに注意して摂取したい食品です。もし乳製品を食べたければ、野菜、海藻、ナッツ類を一緒に摂りましょう。植物性脂肪（不飽和脂肪酸）はコレステロール値を改善する働きをもちます。ほかにも納豆、ねぎ、きのこ、お茶もＨＤＬが豊富な食品です。

また、マーガリン、ショートニング、サラダ油、ファーストフードやスナック菓子の多くに含まれるトランス脂肪酸は中性脂肪として取り込まれ、ＬＤＬを増やし、動脈硬化を進行させます。国によっては健康リスクから表示が義務付けられています。

菓子類は糖分も多いので極力避けて、調理するときはサラダ油よりも少量のオリーブオイルを選びましょう。オリーブオイルに含まれるオレイン酸にはＬＤＬを下げる作用があります。

運動療法

運動によって中性脂肪が低下し、ＨＤＬが上昇することがわかっています。先に述べたとおり高血圧にも有効です。

運動不足の人ほど、動脈硬化が進行し、がん、脳卒中、心臓病、糖尿病など死因の上位に位置する病気のほとんどを予防する効果が実証されています。脂質異常症の治療以上に運動する価値があります。

ウォーキング、ジョギング、エアロバイク、サイクリング、水泳など、好きなものでかまいません。まずは10分でも15分でも、気持ちいい範囲で身体を動かしてみましょう。

運動は激しすぎると心肥大や不整脈のリスクになります。適度な運動、すなわち有酸素運動の範囲内がポイントです。30ページを参照してください。

平日は仕事が忙しく、運動をする時間がなかなかつくれない人もいます。そのような方は、1駅分を歩いてみる。自転車通勤を徒歩に変える。階段を積極的に使うなど、日常生活のなかで運動できるシーンを増やすよう心がけてください。

運動の気持ちよさを味わうと、よい意味で運動中毒になっていきます。休日でも「雨の日は無理に運動しなくてもよい」など、柔軟になるのも続けられるポイントです。

また生活のストレスを減らすことも運動意欲を高めることにつながります。仕事、育児、家事に忙しい人は時間がないだけでなく、日常のストレスが大きすぎてほかのことをする気が起きないのです。

どうしても運動する気になれない人は、音楽を聴いたり、近くの銭湯に行ったり、好きなことをしてリフレッシュできたら、少し身体を動かしてみましょう。

薬物療法

もし食事を変えても、運動習慣をもっても脂質異常症に改善がみられない場合は、薬での治療が必要になってきます。

生活習慣の改善は続ける必要がありますが、動脈硬化が進行している場合には進行させないことが課題となるので、診断ののちに薬物治療を開始します。

◉HMG-CoA還元酵素阻害薬（スタチン）

HMG-CoA 還元酵素の働きを阻害することによって、肝臓でのコレステロール合成を抑える。

◉陰イオン交換樹脂（レジン）

コレステロールの一部は胆汁酸として腸で再吸収されるが、消化管内で胆汁酸と結合し、便中に排泄させる。

◉小腸コレステロールトランスポーター阻害薬（エゼチミブ）

小腸コレステロールトランスポーターを阻害することで小腸での胆汁酸の再吸収を抑制する。

◉フィブラート系薬

中性脂肪を分解する酵素、リポ蛋白リパーゼ（ＬＰＬ）を活性化し、肝臓でコレステロールや中性脂肪がつくられるのを抑制する。

◉ＥＰＡ製剤

青魚に含まれる成分（ＥＰＡ：イコサペント酸）からつくられた薬。肝臓での脂質の合成・分泌を抑えて、血液をサラサラにする。

薬によって動脈硬化を食い止めることはできます。医者に言われたから薬を飲めばいいではなく、生活習慣改善も合わせておこなうことでLH比を正常にすれば、アテロームの形成を退縮します。自ら薬を減らす努力をしましょう。

珍しくない遺伝性の脂質異常症

生活習慣にも食生活にも問題はないのにLDL値が高い人は、家族性高コレステロール血症［Familial Hypercholesterolemia（FH）］かもしれません。

LDLが生まれつき180mg/dL以上と、基準値である120mg/dLを大幅に上回り、動脈硬化の進行が危惧されます。

LDLはLDL受容体にくっついて、肝臓や細胞に取り込まれますが、このLD

L受容体に異常が生じて、ＬＤＬが血液中に増加してしまうのです。

低脂肪食とスタチンによる薬物療法をおこないます（妊娠中の場合はスタチン系の薬は中止します）。喫煙や肥満など、動脈硬化の危険因子は当然取り除かなければなりません。

治療をしながら定期的な心臓、血管、血液検査は欠かせません。皮膚や腱に黄色腫があったり、若年（男性は55歳以下、女性は65歳以下）で冠動脈疾患のある方は早期に医療機関を受診して相談してください。

今もっとも気をつけたい糖尿病

日本の糖尿病罹患率（総人口に占める糖尿病患者の割合）は世界でも有数で糖尿病予備軍は２０００万人に及びます。

糖尿病患者の40パーセントは心臓血管が悪く、心臓血管疾患をもつ人の35パーセントは糖尿病と言われます。

食べものはまず胃・十二指腸で消化され、分解された食物は唾液や膵臓から「アミラーゼ」という酵素が分泌されて糖に分解されます。

糖は腸の細胞に取り込まれ、別の酵素の働きでブドウ糖となり、小腸から吸収され、門脈という血管を通って肝臓に運ばれます。

このとき門脈のまわりにある膵臓からインスリンが分泌されて、ブドウ糖が細胞に取り込まれやすくなります。

インスリンの出が悪くなる（インスリン分泌不全）、もしくはインスリンの作用が弱くなる（インスリン抵抗性）と、ブドウ糖を消費しきれなくなって血糖値が高くなってしまいます。

また、インスリン抵抗性は、内臓脂肪の増加や筋肉量の減少によっても強くなる

［ インスリンの働きが悪くなると ］

◉正常

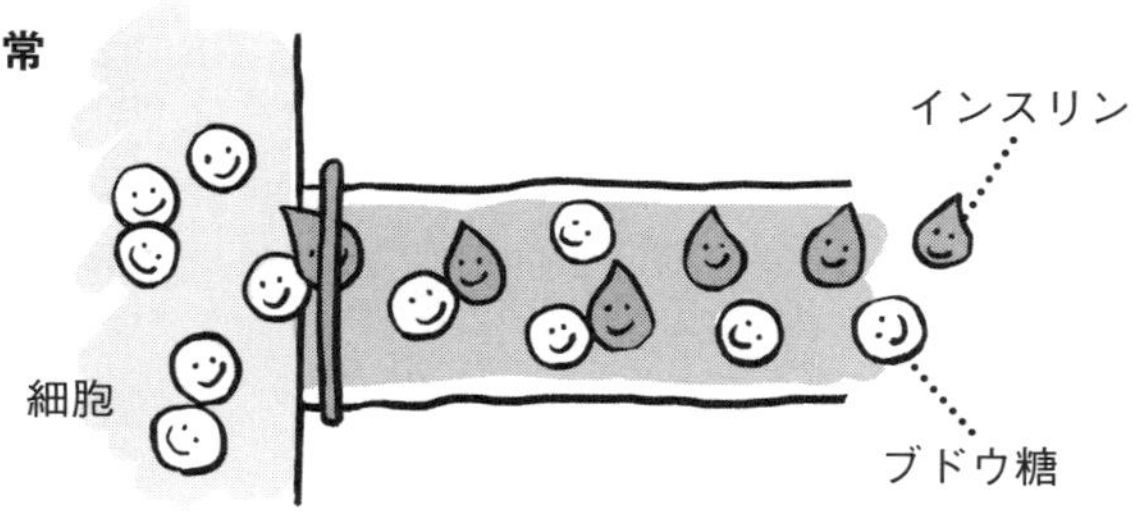

◉インスリン分泌不全（インスリンの出が悪い）

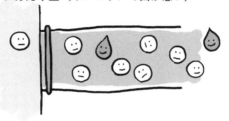

◉インスリン抵抗性（インスリンの作用が弱い）

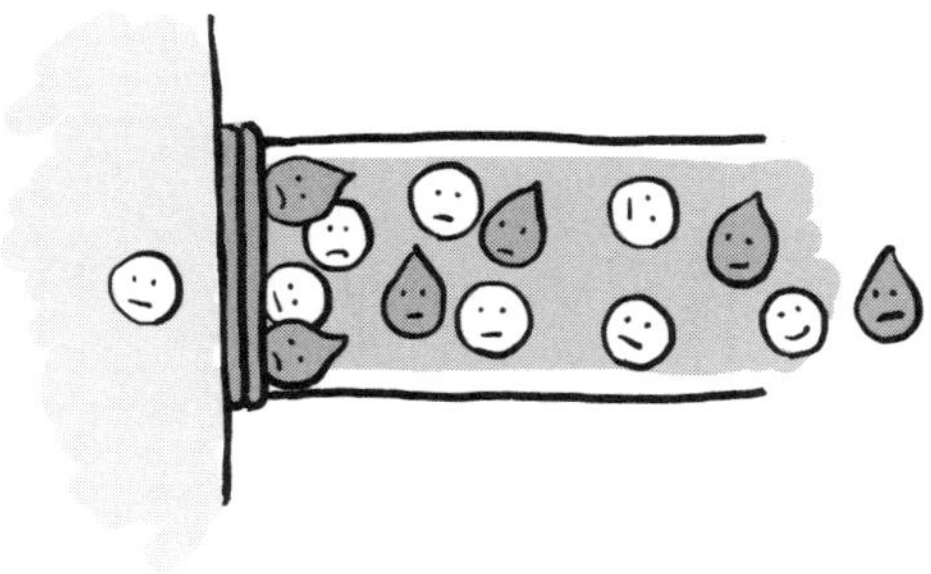

ため、肥満や運動不足によりインスリンの作用は弱くなってしまいます。

なぜ糖尿病患者は心臓血管疾患に罹ってしまうのでしょうか？

血中に糖が多いと血管壁の毛細血管を傷つけやすくなります。血管は傷がつくと血小板が集まって止血します。細い血管の場合はこれで十分で、新しい内皮細胞が傷ついた部分を覆えば元どおりに修復されます。

このメカニズムで止血しきれないときにはその他の凝固因子が作用して、血小板のまわりにフィブリンという糊のようなものを形成し、血栓としてより強固に傷を塞ぎます。同じように内皮細胞が形成されて修復されて、血栓を溶かすために出動した白血球が食いつぶれて堆積してしまうことがあります。血管の弾力性が失われて、動脈硬化になります。血栓は血管を詰まらせたり、心臓や脳に飛んで心筋梗塞や脳梗塞を起こすリスクもあります。

さらに高血糖の血液はドロドロなので、白血球が血管壁に付着しやすく網膜や腎臓など毛細血管が集まる部位ほど詰まってしまいます。

糖尿病のタイプ

糖尿病は原因によっておもに1型糖尿病と2型糖尿病に分かれます。

◉1型糖尿病

1型糖尿病は、遺伝的に起こってしまう病気で30歳ごろまでに発症することが多いです。糖尿病患者の5パーセント程度と言われています。インスリンを分泌する膵臓のランゲルハンス島にあるβ細胞が傷つけられることで、抗体がβ細胞を異物とみなしてインスリンが分泌されなくなってしまう病気です。

◉2型糖尿病

糖尿病患者のほとんどは2型糖尿病です。肥満や運動不足によりインスリンが出にくくなったり、効きが弱くなってしまいます。

インスリンの作用が弱くなると、血中のインスリンは多いのに、血糖は高いということになります。膵臓はより多くのインスリンを分泌しようと酷使され、ベータ細胞は疲労してインスリンをつくる能力がさらに落ちます。

日本人の肥満率は世界でも最低水準なのに、糖尿病に罹る人の割合はトップクラスに多いのです。いかに炭水化物が好きな国民かがわかります。両親が2型糖尿病の場合、こどもは90パーセント以上の確率で発症するとも言われており、食事のコントロールが不可欠です。

◉妊娠糖尿病

妊娠中はより多くのブドウ糖を赤ん坊へ送るためにインスリンの働きを抑えるホ

[１型と２型の違い]

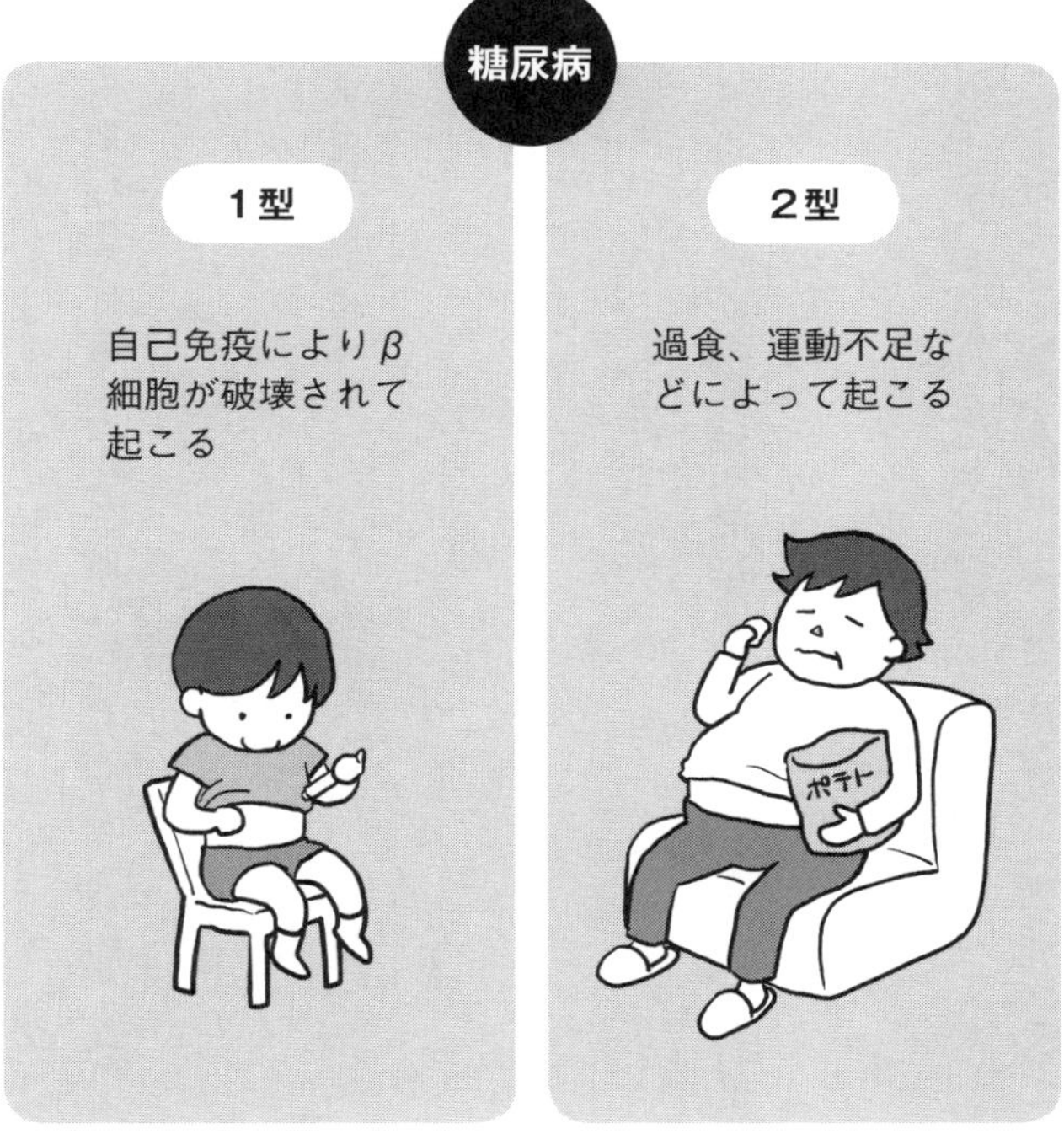

ルモンが胎盤から分泌されます。その結果、血糖が上がります。流産のリスクが上がり、赤ん坊も低血糖症や低カルシウム血症になりやすいため、食事療法で血糖値をコントロールします。

また、出産後も血糖が高いままだと糖尿病を発症する恐れがあるので、定期的に検査を受けることが必要です。

糖尿病の検査

糖尿病は自覚症状がないまま進行するものの、突然起こる病気ではありません。糖尿病予備軍は4人に1人が糖尿病を発症すると言われており、血糖値が高い時期にコントロールすることが最大の予防策です。

血糖値は食事の有無や時間帯などによって大きく変動します。赤血球の中にあるヘモグロビンというたんぱく質が血液中の糖と結合した割合（HbA1c）が、過去

1ヵ月～2ヵ月の血糖値を反映するため、糖尿病の指標とされています。

血液検査で空腹時血糖値が126mg/dL以上（HbA1c6.5%以上）の場合は、医療機関で75グラム経口ブドウ糖負荷試験を受けます。

10時間以上の空腹状態で採血したあと、75グラムのブドウ糖が含まれたソーダ水を飲んで、2時間後にふたたび採血します。200mg/dL以上ある場合（HbA1c6.5%以上）は糖尿病と診断されます。

また、次の症状が出ているときは進行の恐れがあり、早期の医療機関の受診をおすすめします。

［ **糖尿病の診断基準** ］

①空腹時血糖値	126mg/d.以上
②75g 糖負荷試験２時間値	200mg/d以上
③随時血糖値	200mg/d以上
④HbA1c（ヘモグロビンエーワンシー）値	6.5%以上

＊①～③のいずれかと④を満たすこと

［ 糖尿病の初期症状 ］

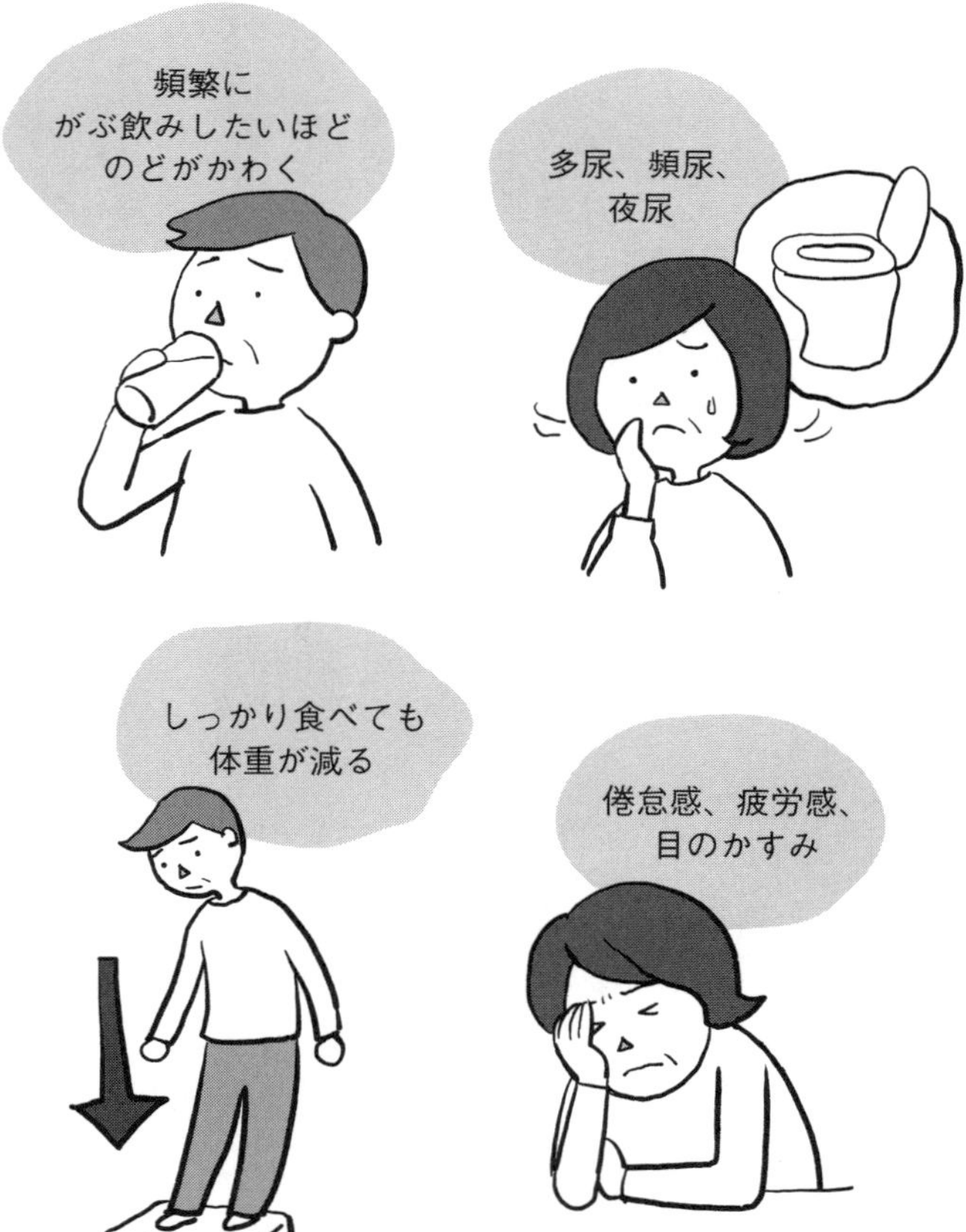

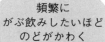

糖尿病の合併症

動脈硬化は虚血性心疾患や脳血管障害などの重篤な病気につながることは先に述べたとおりです。ひどくなると末梢の血流が滞って手足のしびれを感じたり、酸素がいかないので少し歩くと痛みが走る間歇的《かんけつてき》這行《しゃっこう》になったり、傷が治りにくいため、最悪は感染症を防ぐために足を切断しなければならなくなります。

とくに毛細血管と細小血管で障害が起こりやすく、自覚症状がなく進行するため、診断されたときには、循環器病、網膜症、腎不全、神経症など深刻な合併症を伴っていることが多いのです。

網膜症は、進行すると視野狭窄、眼底出血、視力障害を起こし、最悪は失明することもあります。緑内障、白内障も起こりやすくなります。腎不全が進むと透析が必要になります。透析患者の半数は動脈硬化疾患で亡くなっており、健康な人より

［ 高血糖によるさまざまな影響 ］

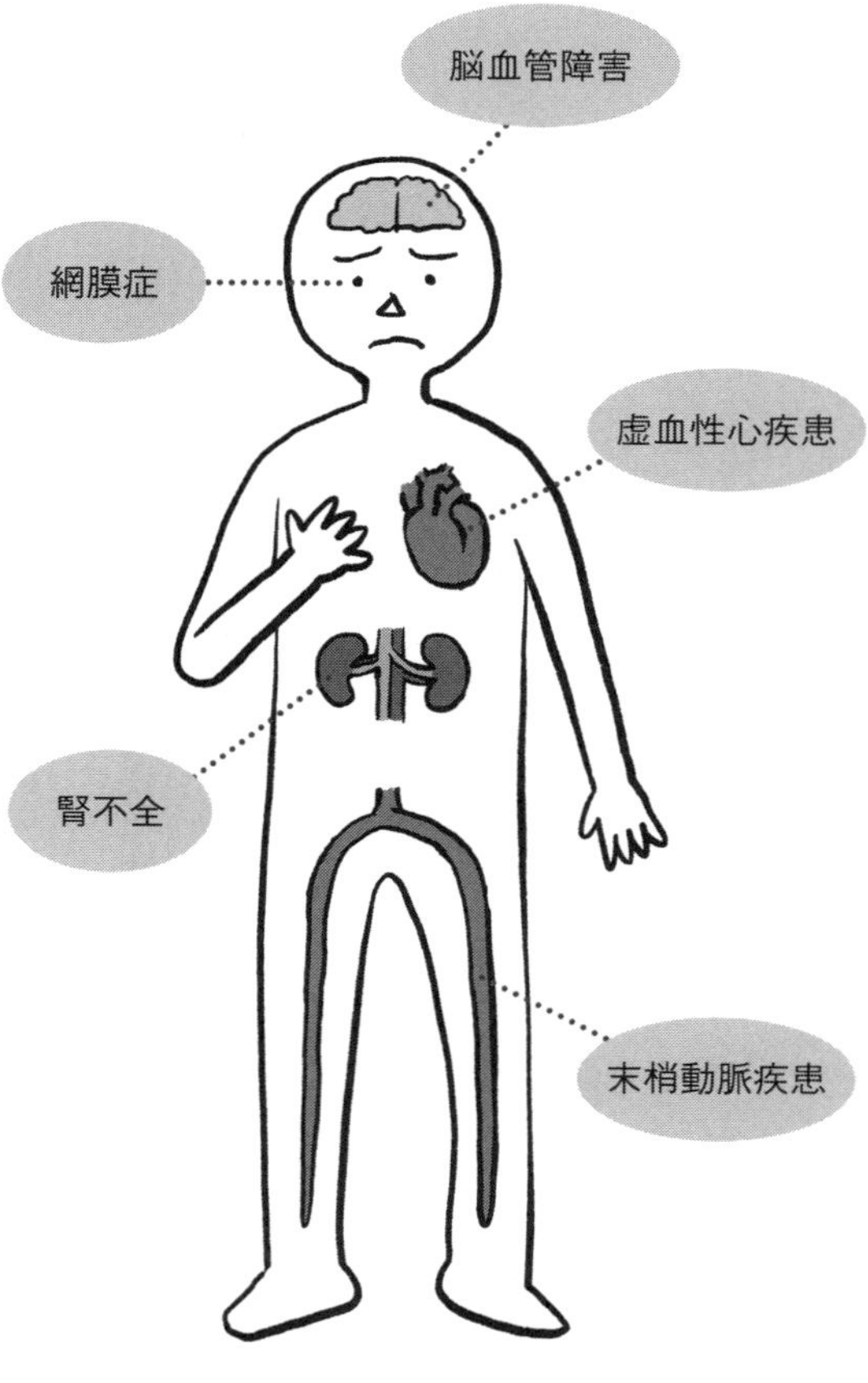

も動脈硬化の進行が10年〜20年早くなると言われています。

薬物療法

糖尿病治療の基本は運動療法と食事療法です。薬物療法は「経口血糖降下薬」と「インスリン注射」があります。

経口血糖薬は血糖値を下げる、インスリン抵抗性改善剤、ＢＧ薬（ビグアナイド）、ＳＵ剤（スルホニル尿素薬）と、食後血糖を解消する「α－グルコシダーゼ阻害剤」「速攻型インスリン分泌促進剤」などがあります。

これらの薬剤でも血糖値コントロールができない場合、少量のインスリン注射を始めます。

食事療法

日本の肥満率は世界最低レベルなのに、糖尿病の罹患率がトップクラスなのは明らかに食生活が影響しています。

朝食に白米を食べると血糖値が急上昇し、インスリンが多く分泌されて眠たくなります。朝の通勤電車で眠っている人がいますが、ドイツではあのような光景はありません。

朝は軽く、昼はしっかり、夜も軽く食べるようにしましょう。朝は玄米やライ麦パンなど、甘くないものを食べます。

朝のフルーツはゴールド、夜の果物はシルバーと言われるとおり。朝食にビタミンを摂るのは新陳代謝をよくして血液をサラサラにします。果糖（フルクトース）

は、糖（グルコース）よりも7割〜8割しか甘味がないので物足りないかもしれませんが、血糖値の上昇はゆるやかになります。

ただし、満腹中枢が刺激されにくいため、食べすぎには注意してください。果糖も過剰に摂取すれば中性脂肪になります。食事は毎回満腹にせず、腹7分目〜8分目に抑えます。

昼食はそばやうどん、丼物で終わりではなく。できるだけ栄養バランスを考えます。炭水化物、脂肪は控えめ、たんぱく質多めの食事を心がけてください。野菜もしっかり摂りましょう。

炭水化物が多いとお腹は満足するものの、炭水化物はエネルギーとしてはすぐに燃え尽きてしまいます。たんぱく質や脂肪のようにゆるやかにエネルギー源になるものを摂ることで、午後の仕事も能率が上がります。

デスクワークの仕事をしている人からは、「午後の仕事は甘いものを食べないと頭がぼーっとしてしまう」という話を聞きます。

ただ、血中に糖分が十分にあっても、緊張などのストレスによって脳に十分な血流がいかなければ、頭が要求していないのに甘いものを食べたくなってしまいます。

集中力がなくなったり、頭が働かなくなったら、小休憩して脳への血流を回復させましょう。

夕食のご飯は軽く1膳、たんぱく源である魚やビタミン・ミネラル摂取のために野菜もしっかり食べてください。

人間の身体はメラトニンの作用で、日が落ちると徐々に脈が下がって寝る準備を始めます。就寝の3時間前を考えて、20時に食事を終えれば、23時に眠ることができます。23時〜2時は身体の細胞が回復・修復されるコアタイムなので、22時を目標に、できれば18時前、遅くとも19時前には食べ始めるのが理想です。

糖尿病だからといって、むやみに糖質やカロリー制限をすると低血糖を引き起こして危険な状態にもなりかねません。

自分の消費カロリーを知り、それを上回らないように、栄養バランスのよい食事をすることが基本です。食事法は第4部でも紹介しています。

運動療法

運動は血糖値を下げる効果があります。筋肉にあるＡＭＰキナーゼという酵素が運動によって活性化します。

するとインスリンとは別の経路で、細胞内へ糖の取り込みを増やし、エネルギーとして活用しようとします。

さらにＡＭＰキナーゼは糖の分解に関連する酵素を活性化させるので、血糖を下げる作用があります。

このため、インスリン分泌不全やインスリン抵抗性のある人でも、運動（有酸素運動）によって血糖値を下げる効果が期待できます。

さらに有酸素運動1時間を週に3回程度続けると、インスリンの働きが改善することもわかっています。

少しきつい（汗をかきながら会話できる程度）程度の運動強度で、心拍数を測りながら、有酸素運動の範囲で運動を続けましょう。

ただし、あまりにも高血糖の人、インスリン治療中の人は、低血糖を起こす可能性があります。また、高血圧や循環器病を併発している人も主治医に相談してください。

運動は決して無理せず、余裕をもって続けることを念頭に置いて取り組んでください。最初は、犬の散歩や階段を使うなど、ちょっとしたところから運動量を増やしていきましょう。身体を動かす機会を少しずつ増やすのです。

第2部

血管病は全身病

生活習慣が悪化すると血管病になる

組織に酸素と栄養を行き渡らせて、そのいとなみで生じる老廃物を回収し、運ぶ役割を果たすのが血液です。血液の通り道を血管と言います。酸素と栄養は動脈、老廃物は静脈を通っていきます。

血管の病気は大きく「破裂する」ものと「詰まる」ものに分かれます。

こぶができることで血管は破裂します。血管はポンプのように収縮と拡張を繰り返して血液を運んでいます。血管の内皮（壁）にはつねに流れる血液の圧力（血圧）がかかっていて、弱い部分は圧によって膨らみ、こぶができます。「動脈瘤」です。

こぶのある動脈壁の状態によって「真性」「解離性」「仮性」の3つに分かれます。

◉動脈瘤の分類

□真性瘤……動脈がもろくなり、動脈壁全体が膨らんでいる状態のこぶ
□解離性瘤……3層になっている血管の中膜（2層目）に血液が流れ込んでできたこぶ
□仮性瘤……動脈の壁が裂けて、漏れた血液が周りの組織を圧迫してできたこぶ

解離性の場合は、胸や背中に突然、痛みが走ります。しかし、もっとも多い「真性腹部大動脈瘤」は自覚症状なく膨らんでいきます。
血管の太さによって違うので一概には言えませんが、大動脈であれば1年かけて0・5センチメートル～1センチメートルこぶが大きくなることがあります。

動脈瘤が大きくなると、反回神経が押されて声帯の神経が麻痺し、声がかすれたり、食べものがのどを通らなくなったり、解離性瘤で周囲の肺組織を圧排《あっぱい》して肺に浸潤《しんじゅん》すると血の混じった痰が出ます。

また、仰向けに寝てお腹を触るとボッボッと鼓動を感じる人もいます。これはかなり進行している状態ですが、症状が出るまでわからないため、45歳以上から3年に一度は後述する心臓ドックを受診しましょう。項目によって5万円～15万円ほどで受けることができます。

大動脈瘤が見つかっても、小さなものは経過観察します。動脈瘤が小さくなることはありません。一般に危険と言われる5センチメートルまでこぶが大きくなっていないか、3ヵ月に一度はＣＴと超音波検査で、定期的に観察することが必要です。

大動脈解離はその発生場所によって、脳、心臓、腎臓、腸、手足などに循環障害が起こります。

血圧の急上昇を避けるように生活習慣の改善が必要ですし、高血圧のある方には血圧を下げたり、血液をサラサラにしたり、コレストロールを下げる薬の服用をしてもらうこともあります。食事のコントロールも必要です。

ある程度まで瘤が大きくなってしまったら、手術をするしかありません。もし、こぶが破裂してしまったら、緊急手術になります。大動脈瘤が破裂して助かる可能性は2割程度という恐ろしい病気です。

治療は、ステントという金属の網状の管を大腿動脈から挿入して、狭くなった動脈を広げる治療をおこないます。ただ、ステントは血栓ができやすくなるので、しばらくは抗血小板薬を服用するなど、血液をサラサラにする努力が必要です。

また小動脈では血栓がすぐにできてしまうので、ステントを使わずにバイパス手

[**ステント装着術**]

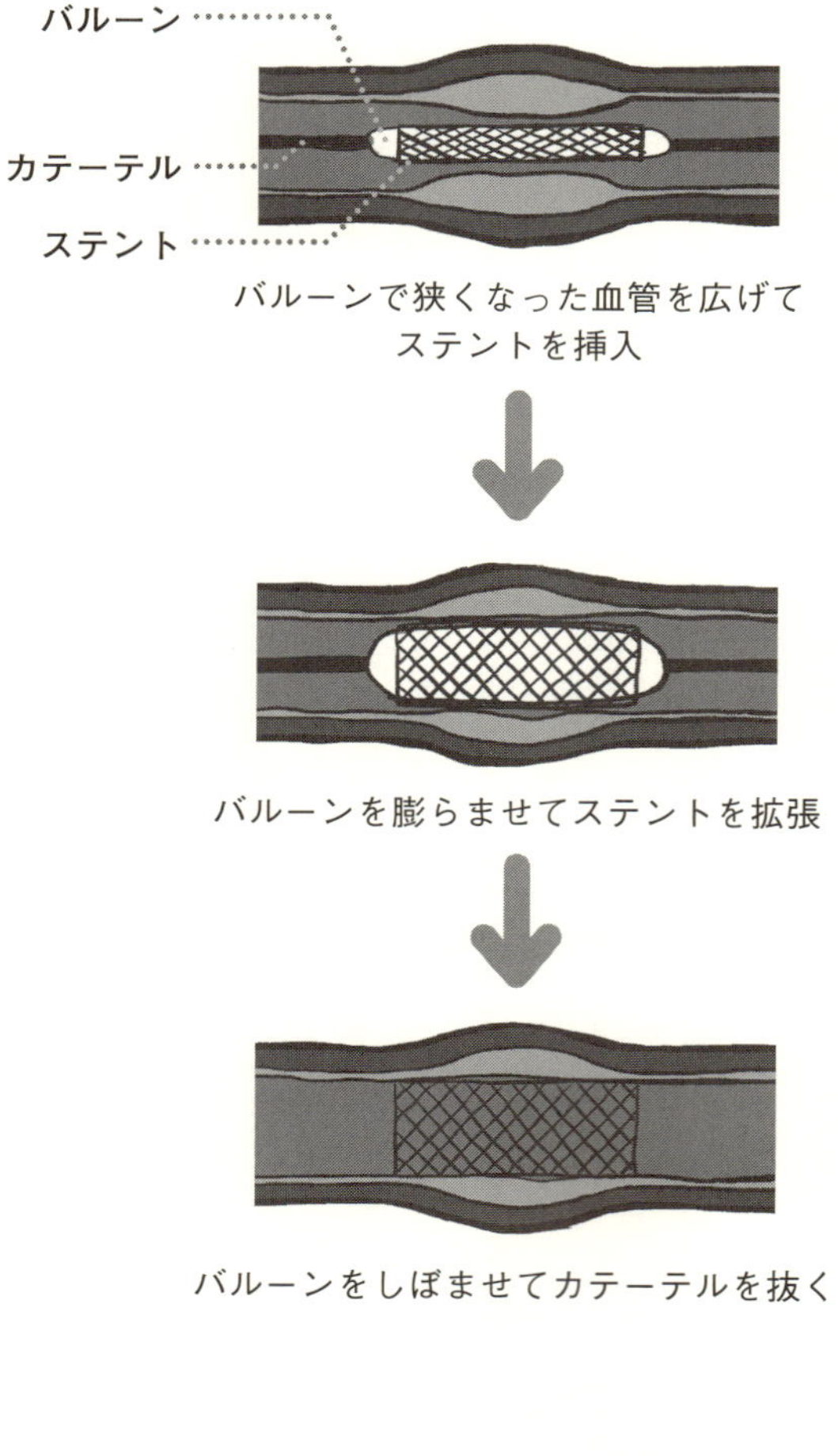
バルーン
カテーテル
ステント
バルーンで狭くなった血管を広げて
ステントを挿入
バルーンを膨らませてステントを拡張
バルーンをしぼませてカテーテルを抜く

術をおこないます。

こぶや裂けてしまった血管を人工血管に置き換える外科手術（人工血管留置術）をおこなう場合もあります。大動脈の破裂は病院に到着する前に亡くなってしまうケースが多く、血圧の高い人は年に1回は病院で胸部・腹部のＣＴ検査を受診してください。

下肢静脈瘤

妊婦や立ち仕事の多い人にみられるのが、脚の表面に静脈がはれてこぶになった下肢静脈瘤です。とくに妊婦は大きくなったお腹に脚のつけ根が押されてうっ血し、静脈にこぶができやすくなります。

「動脈瘤」とは異なり、破裂しても数分もすれば内出血は治まります。足の鈍痛が起こったり、皮膚炎によって皮膚が黒くなることもあります。

対処法としては、コンプレッションウェアよりもきつい弾力ストッキング（弾力包帯）をはくことです。ただし、履き続けないといけません。

進行すると手術をしなければならなくなります。昔は下肢の大伏在静脈を抜く手術（ストリッピング）をしていましたが、いまは静脈瘤のある血管にカテーテルを入れてレーザーで焼いてしまうことが多いです。

血管が細いことがわかったら？

動脈はこぶができて「破裂する」リスクのほかに、「詰まる」場合もあります。その主たる原因は動脈硬化です。

動脈硬化の初期病変は徐々に進んで、30歳ごろに動脈硬化として現れるようになります。動脈硬化がある人はほぼ高血圧になります。ただ、高血圧があるから動脈硬化とは言えません。若い人の場合30パーセント～40パーセントは副腎のホルモン（レニン・アンギオテンシン・アルドステロン系）の活性化によって起こる高血圧もあります。

動脈硬化とは、動脈の壁が肥厚したり、硬くなることで働きが悪くなる病変の総称です。もともと病理学で使う呼び方で、病名ではありません。

血管は外膜、中膜、内膜の３層になっています。高血圧や糖尿病などにより、内膜が傷つけられると、コレステロールの中でも小さな粒子であるＬＤＬコレステロールが流れずに堆積していきます。

すると、内膜に負荷がかかり、内膜の細胞が壊れて、血中の白血球がＬＤＬを掃除しようとして内皮細胞にくっつくようになります。

ところが、時間の経過とともに白血球自体も壊れて、そこにＬＤＬが付着して、おかゆ状に堆積するので、これを粥腫（アテローム）と言います。

［ 動脈硬化 ］

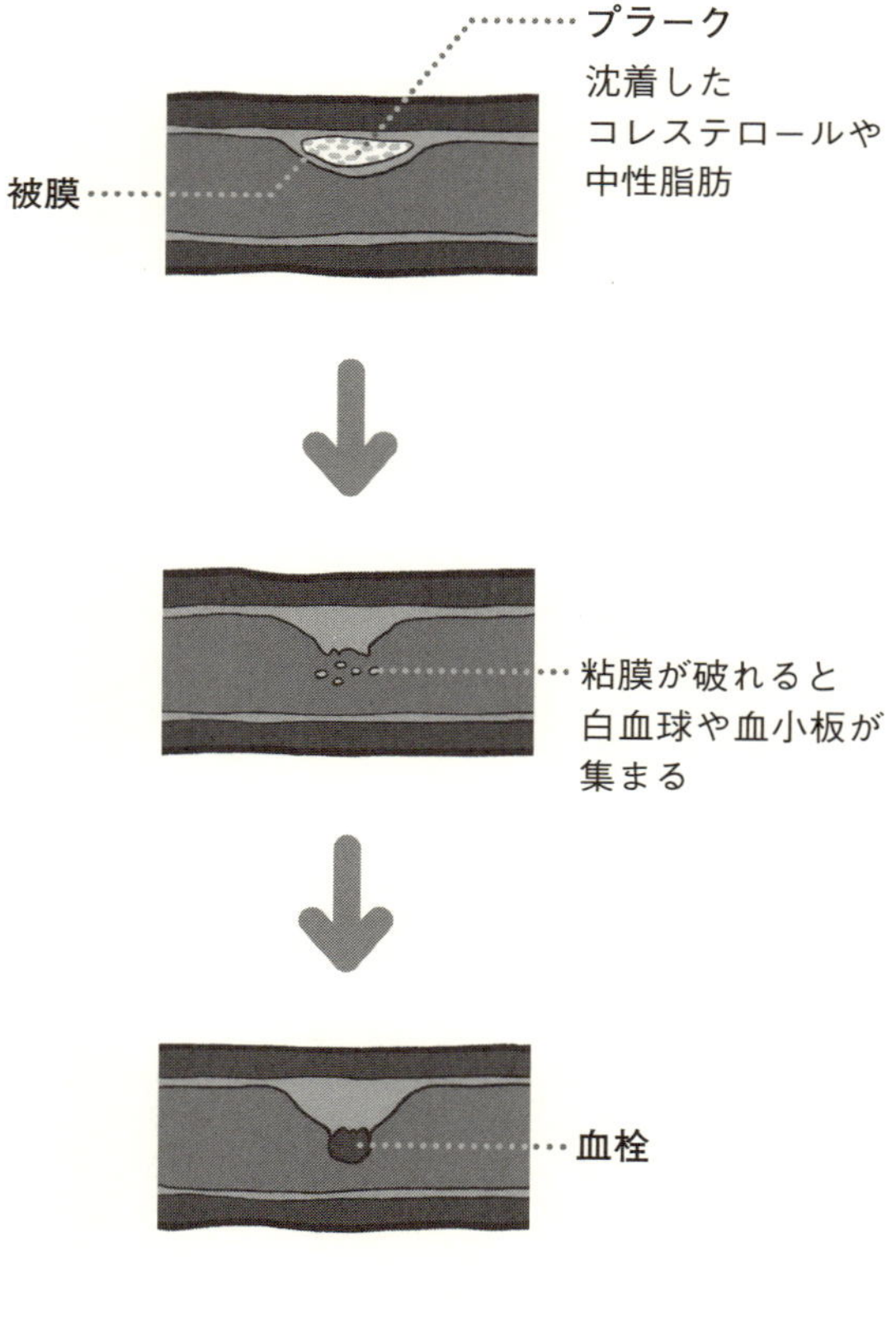

アテロームが崩壊すると血の塊（血栓）ができます。そうした動脈の変化は、心臓、大動脈、脳、頸部、腎臓、内臓、手足の動脈などに起こりやすく、血栓が血管を塞ぐことで心筋梗塞や脳梗塞などを引き起こします。

またコレステロール値が高く、血液がドロドロだと血栓ができやすくなり、小動脈に飛んで塞いでしまうこともあります。

不整脈や動脈硬化が進んでいて、すでに血管が細くなっていると医者に言われた方もいらっしゃるかもしれません。動脈と静脈のどちらも詰まってしまうリスクがあります。起こり方は急性と慢性があります。原因は同じで、人によってどちらに出るかが異なります。

急性の場合は激痛やしびれが突然生じ、皮膚も冷たく、白くなります。血栓を取り除いて血流が再開すれば症状は改善します。一刻も早い手術が必要です。

慢性の場合は、ある距離を歩くと下肢にしびれるような痛みを感じて歩けなくなり、しばらく休息するとふたたび歩ける間歇的這行が見られます。血流が悪いので、下肢に十分な酸素がいかず、乳酸も溜まるので痛みが出るのです。歩ける距離が200メートル以下になると手術が必要です。

さらに動脈硬化が進むと、安静時でもつねに痛みを感じ、壊疽を起こすことがあります。


上下肢の血圧差を計測するＡＢＩ（Ankle Brachial Index）計測で動脈硬化の進行を測ることができます。通常末梢のほうが血管の抵抗が大きくなるので、腕よりも下肢のほうが1・2倍〜1・4倍血圧が高いのが正常です。これが0・9以下だとなんらかの血流障害が考えられます。

またＰＷＶ（Pulse Wave Velocity）という四肢に心臓の拍動（脈波）が到達する時間を測る検査でも、血管が狭くなっていないか、動脈硬化の進行を知ることが

[心臓ドックの検査項目]

①血液検査	コレステロールなど代謝系の値と腎臓、肝臓の機能、血液の栄養・感染状態をチェックする
②胸部レントゲン	心臓の大きさ、形、肺のうっ血、腫瘍陰影の有無を把握する
③心電図	安静時不整脈の有無、刺激伝導系の異常、虚血、心筋炎などのリスクを測る
④負荷心電図	階段の昇り降りをして、負荷をかけたときの心臓の動きを見て、不整脈や心筋虚血を調べる
⑤心臓超音波検査（エコー検査）	弁の形や機能を観察して、血液循環がうまくいっているか、筋肉の肥厚具合、血液の拍出量を算定する
⑥頸動脈／⑦下肢動脈エコー、ドプラ	詰まりやすい頸動脈、下肢動脈の動脈壁は正常か、血栓がないかを見て下肢動脈閉そくの有無を見る
⑧ABI計測	上下肢の血圧差を測って、身体の上下左右で動脈硬化が起きていないか調べる
⑨PWV計測	四肢にセンサーを装着して心臓の拍動が四肢に到達する時間を測る。動脈硬化の進行度がわかる
⑩眼底検査	網膜の血管から動脈硬化の初期状態を測る。ドプラでは測れない細い動脈を調べる
⑪肺機能検査	肺の容積や換気機能をチェックする。肺気腫、肺結核、肺繊維症、気管支喘息などがわかる
⑫全身CT検査	全身のCT画像（身体の断面図）を見て、狭い血管がないか、動脈瘤ができていないかを調べる
⑬心臓CT検査	冠動脈の走行異常や狭窄部位を1ミリメートルの太さまで鮮明に見ることができるCT検査
⑭心筋シンチ（オプション）	心臓が血液をどの程度有効活用しているかを測る検査。心臓の虚血が疑われた場合におこなう

13項目の検査で心臓病のリスクを知る

できます。

血管は分岐するところで詰まりやすく、とくに首の頸動脈が動脈硬化を起こして血栓が脳に飛ぶと脳梗塞を起こします。

45歳以上の方は3年に1回は心臓ドックを受けてください。前ページの14項目（オプション含む）で循環器疾患リスクをつぶさに検査します。

血液循環を自分で知る方法

末梢まで血液がきちんと循環しているかは、見た目の皮膚の色や温度からもある程度は判断ができます。

爪は通常うっすらとピンクがかっています。爪もみをしてみましょう。すぐに赤くならないのは血液循環がよくないと言えます。

［ 爪もみ ］

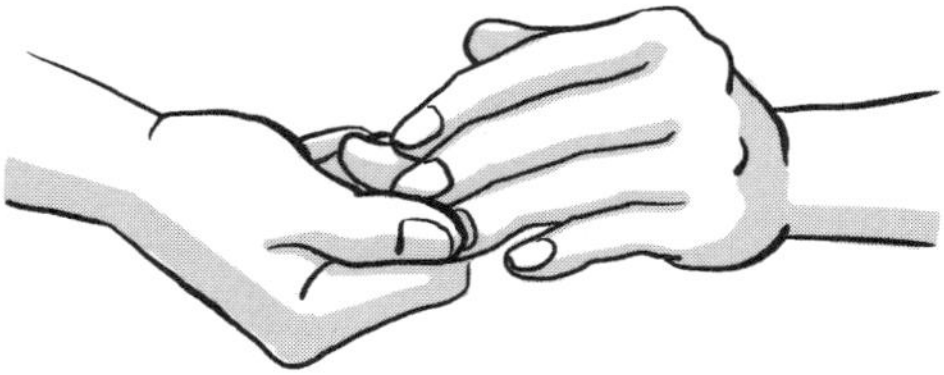

❶ 1本10秒ずつ指先をもむ。1往復

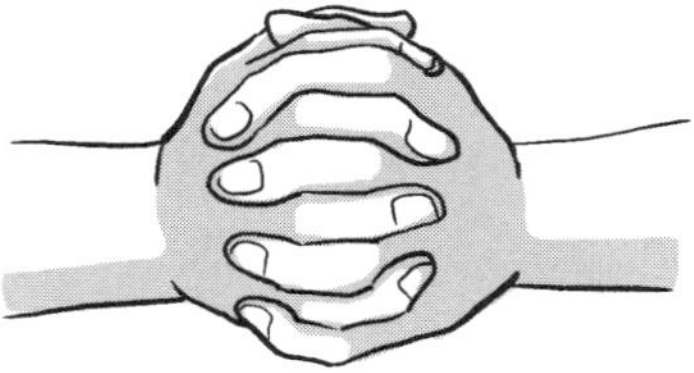

❷ 手を組んでぐるぐると回す

爪が赤みがかるかチェックする

スポーツをしていて顔が赤くなるのは血流がよいからです。早足で歩いてみましょう。足がつねに痛くなる、つってくると血液が十分にいっていない証拠です。息切れしやすいのも同様です。

動脈硬化は、脳や心臓どこにでも現れる可能性があります。先に述べた心臓ドックのように、検査技術の進歩によって、血管の詰まっている場所は動脈、静脈ともに特定できるようになってきました。

動脈硬化に生涯かからない人は5パーセント〜6パーセントと言われています。年齢とともに血管の老化は防げないものですが、生活習慣の改善によってある程度は食い止めることができます。

病気になってから運動しなければならない、やせなければならないとわかります。

しかし、症状が出ないから病気ではないのです。症状が出たら遅いのです。また、手術が成功したら完治したと思ってしまうのも問題です。

血管の病気は全身にあります。動脈硬化が起こって詰まる部位は大方決まっています。臓器ならば心臓、脳、腎臓です。

しかし、全身に動脈硬化は起きているのです。がんも同じです。胃がんなら胃だけが問題ではありません。今と同じ生活をしていると直腸がんになる可能性もあります。免疫力が低下しているので、風邪を引きやすくなったり、胆石になったり、感染症を起こしやすくなったりしているはずです。

末梢の循環障害は、脳や心臓など全身で似た状況になっている可能性があります。手足の症状だけに目を向けず、脂質異常症、高血圧、喫煙、糖尿病といった動脈硬化の危険因子を抱える人は、生活習慣予防が必須です。

第3部

循環障害から起こるさまざまな病

不整脈になったら薬を飲まなければいけない？

不整脈とは、その名のとおり、脈が不規則に打つ状態を指します。心臓の拍動リズムが乱れている状態です。継続する不整脈は心臓になんらかの問題があることを指します。

心臓は、電気信号によって拍動しています。刺激伝導系という心筋の中を通る電気回路に、洞結節（右心房付近にあるペースメーカーのような役目をする部分）から電気信号が送られて、心房と心室の境界にある房室結節で調節されて、心臓全体に広がり、心臓はリズミカルに収縮して右心房は全身から、左心房は肺から血液を取り込んで右心室または左心室へ送ります。

成人の場合、脈拍は安静時で1分間に60回~80回程度です。しかし、なんらかの不具合によって別の場所から心臓に電気が流れると期外性収縮と診断します。30歳をすぎるとほとんどの人に見られ、病気とは関連せず、心房の筋肉の老化現象と言われています。ただし、継続する不整脈は危険だと思わないといけません。

心臓の弁の機能が悪かったり、冠動脈が細くなっていたりすると脈拍が下がり、刺激が少なくなって心臓の電気信号が伝わりにくくなります。

また心肥大になっていると、心臓そのものが大きくなっているので心臓の筋肉に十分な電気信号が伝わりません。脈拍がゆっくりな徐脈になります。日中の安静時脈拍が50/分以下の人が当てはまります。脈が遅くなると心臓の機能が低下して、心不全を起こす可能性もあります。

反対に脈が早くなりすぎることもあります。激しい運動をしたわけでもないのに

[心臓の電気の伝わり方]

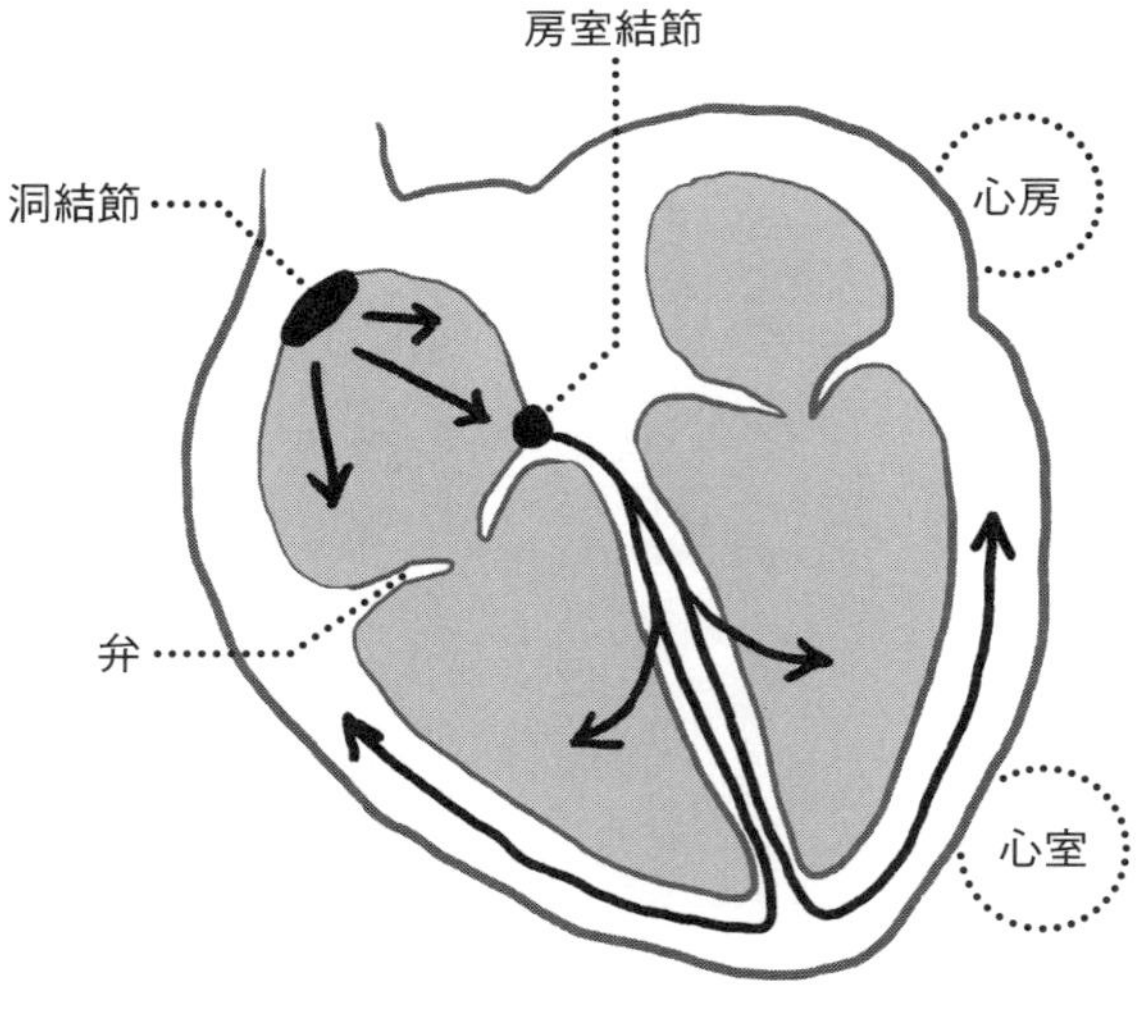

洞結節から房室結節を経て電気信号が送られる。これが別の場所から電気が流れると期外収縮と診断される

突然脈拍数が上がってしまうのです。これを頻脈（安静時脈拍90／分以上）と言います。ストレスが多かったり、血圧が高いと、心臓は血を送ろうと拍動回数を増やします。最大限に拡張すれば十分な血液を送れるものが、拍動回数が多いことで一度の血液拍出量が下がり、心臓が空回りのような状態になっています。心臓が酷使されているので、何年も続けば心肥大にもなります。

期外収縮は徐脈、頻脈の両方で起こり、脈が早くなったり、遅くなったり不規則なリズムになっています。自覚症状はほとんどありませんが、のどや胸の不快感、ごく短い心臓の痛みを感じる人もいます。連続して脈が飛ぶと血圧が一時的に下がって、めまいや動悸を感じる人もいます。

症状がなければほとんどは治療の必要はありませんが、念のため24時間心電図や心臓エコー検査はおこなっておいたほうがよいでしょう。症状がある場合は医療機関を受診しましょう。抗不整脈薬や安定剤を服用することもあります。

［ **不整脈の症状** ］

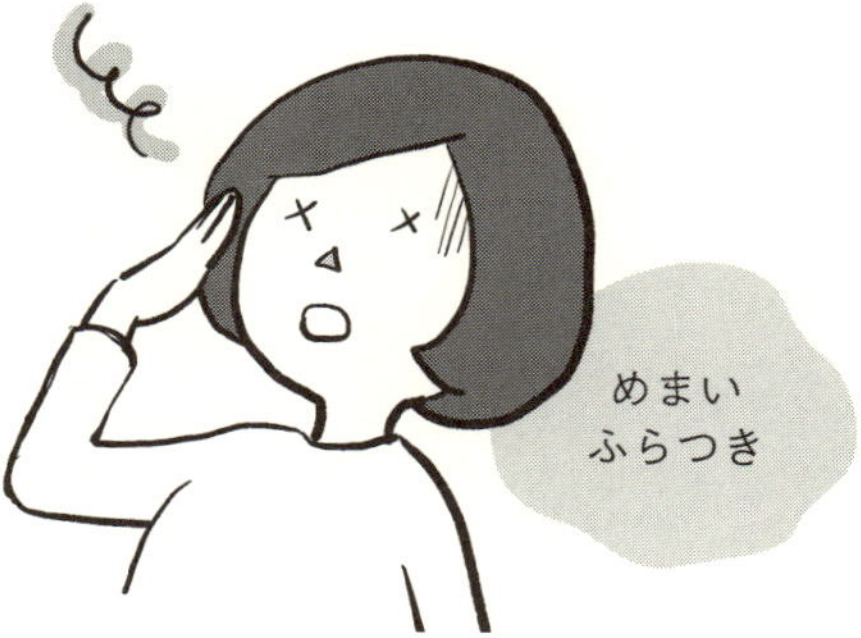

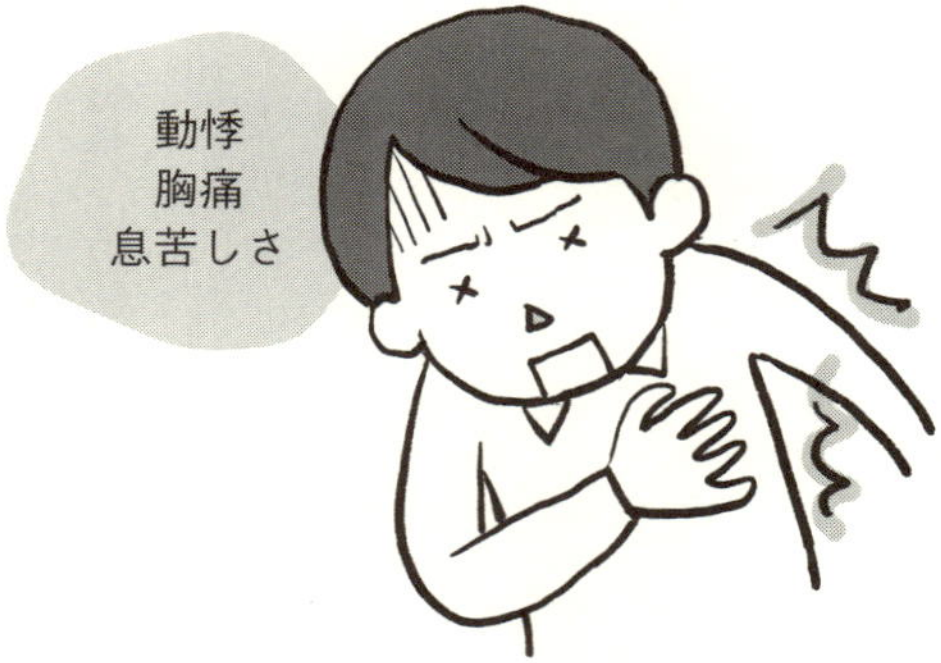

不整脈の方は激しい運動や過度な飲酒を避けて、水分をたくさんとってください（1日2リットル）。精神的なストレスや睡眠不足、疲労にも注意しましょう。

心房細動

心房細動は70歳を超えると、病気のあるなしに関係なく1割弱の人に現れてくる不整脈です。心臓のあちこちで異常な電気信号が発生し、心房が高速（200回／分～400回／分）でけいれんするように動いてしまうものです。3分の1の人には自覚症状がありません。

若い人は心臓の手術後や、高血圧、肺疾患、甲状腺機能亢進《こうしん》症、弁膜症に罹っているときに起こりやすくなります。

ストレスにより血管が収縮して血圧が上がると、心臓の圧（内圧）が上がるので心房細動が起こりやすくなります。

［ **心房細動** ］

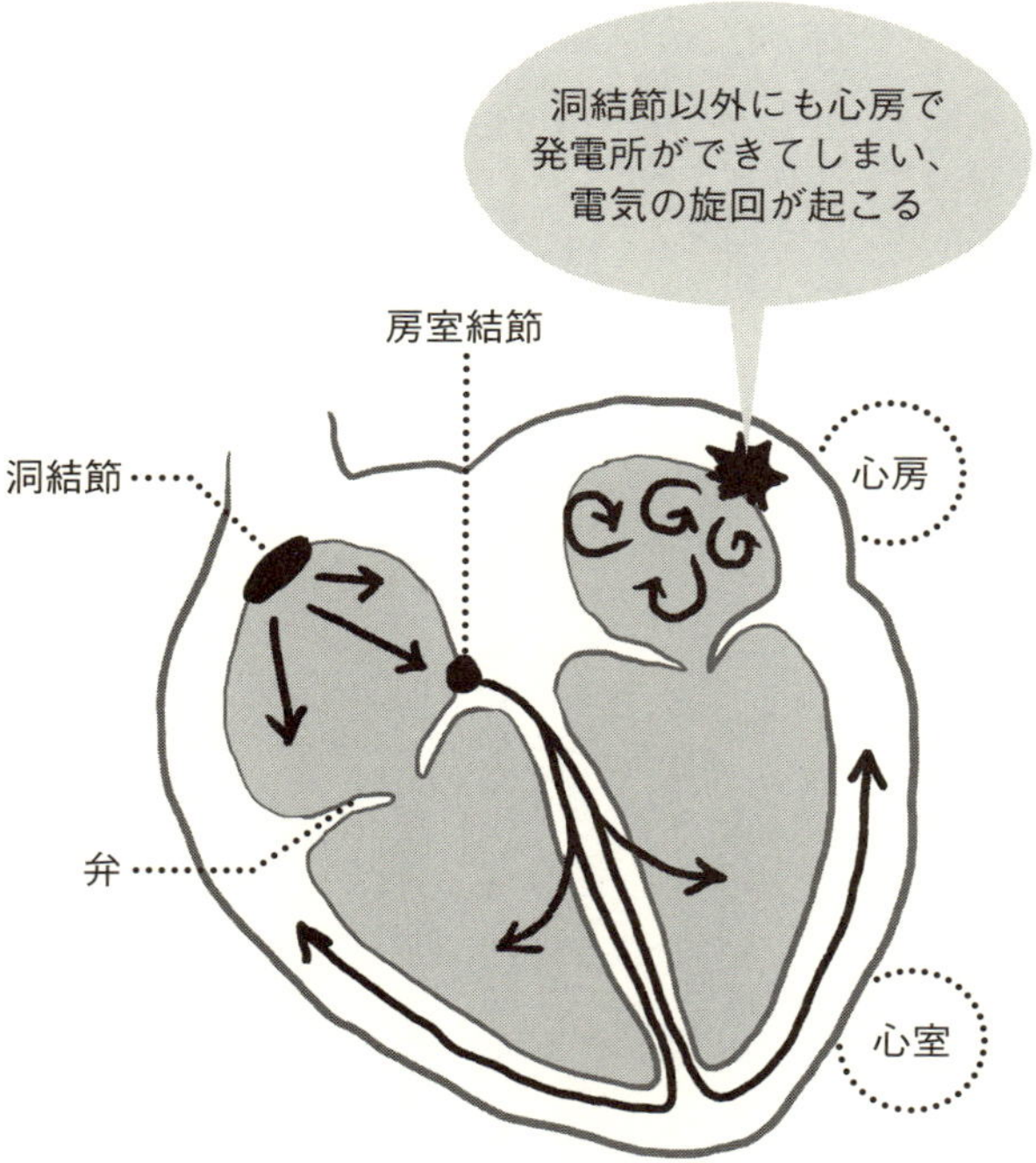

発作性の心房細動では血圧が下がって意識を失うこともあります。慢性化すると、血液がよどんで血栓ができやすくなります。心房肥大をもたらしたり、放置されたり何年も継続したりすると左心室の肥大が起こり、心不全に至ることもあります。

治療方法

不整脈による息切れ、めまいといった症状が強く出たり、心臓の機能低下が見られる場合には抗不整脈薬や血栓溶解薬を服用したり、電気ショックで正常のリズムに戻すこともあります。

近年では足の付け根やひじの静脈に局所麻酔をしてカテーテルを入れて、そこから高周波を流して、心臓内の異常な電気の発生源や回路を焼き切るカテーテルアブレーションがおこなわれることもあります。心臓の壁に穴が開いたり、血栓ができる、正常な電気信号の伝導路が切断されてしまうといったリスクはあります。

心拍が反対に遅すぎてしまうと、ペースメーカーを植え込むこともあります。局所麻酔で胸の上から直径4センチメートル～5センチメートルほどの電池を入れると聞くと、大がかりな手術のイメージがあるかもしれませんが、実際には術後すぐに歩くことも可能です。自分の脈が出ないときにペースメーカーが代わりに電気を流してくれます。ペースメーカーの性能も年々向上しており、日常生活にも支障はありません。

長いあいだ不整脈を放置しておくとこのような治療をおこなっても、発作回数が減らずに増えていく人がいます。不整脈は先に述べたとおり老化現象に近いもので完全には治りにくく、薬の効き方もよくありません。

抗不整脈薬を多量に服用すれば、副作用のリスクがあります。症状を緩和する程度のものと考えて、激しい運動、睡眠不足、疲労、ストレス過多、過度のアルコール摂取、水分不足などに注意しましょう。

心臓に違和感があるときには……

狭心症の人は前胸部痛や腹部の痛みのほか70パーセントに不整脈があります。残り30パーセントの人は頭が痛い、背中が痛い、気持ちが悪いといった不定愁訴が起こります。

狭心症は頭痛と同じ〝症状〟です。一方、心筋梗塞は〝病名〟です。どちらも動脈硬化や血栓ができることで、冠動脈の血流が滞り、心筋に血がいかなくなると起こるので虚血性心疾患とも呼びます。狭心症は痛みがきて、長くても15分以内に痛みが治まります。狭心症を放っておくと血管が詰まって、心筋がダメージを受け、やがては心筋梗塞に至ります。

狭心症は重いものを持ったり、急に走ったり、緊張して血圧が上がると心臓が痛むといった毎回決まったパターンで起こる安定狭心症と、場所、時間に関係なく起こる不安定狭心症があります。後者のほうが心筋梗塞に近いのです。

内視鏡検査で胃腸に問題はないのに、背中、腹部（みぞおち）に痛みが走ることもあります。心臓の後壁が痛んでいる場合です。

普通の人は心臓がどこにあるのかもわからないという感覚で生きています。それが朝型に胸が痛くなる、心臓に違和感があるようであれば、1分間に数回チクリとするような違和感が何分間も続くという場合には医者に診てもらいましょう。

狭心症はのどに痛みをおぼえるという程度から、心臓を握り潰されるような恐怖感をおぼえる圧迫感まで症状の出方は異なります。また年に数回の人もいれば、毎日起こる人もいます。心筋梗塞の場合は冷汗をかいて、呼吸困難や意識を失います。

心筋梗塞は動脈硬化が進行していて、プラークの一部が血栓になり、血流を妨げる場合が多く、ほかにも冠動脈の動脈硬化で運動をしたときなどに末梢で血液が必要になり、心臓に十分な血流がいかずに引き起こされる場合もあります。

この前兆は安静時心電図を受けたくらいではわからないこともあります。一般の健康診断を毎年受けていても安心ではありません。血液検査、負荷心電図（心電図）、エコー、冠動脈のCT、胸部腹部CTといった検査が必要で、それ以外の検査も含めて心臓ドックの受診を勧めます。

ニトログリセリンの舌下錠を飲んで症状が引くと狭心症と診断されます。血圧が高くなって心臓そのものに負荷がかかっているので、入院して利尿剤で血圧を下げます。

薬物治療でも発作が頻繁に起きたり、心筋梗塞の恐れがある場合は、冠動脈の狭い部分を広げるカテーテル治療や、迂回路をつくるバイパス手術の必要があります。

検査

病院では症状がなくても、血液検査をして心筋逸脱酵素と言われるＣＫ－ＭＢが高いと心筋の細胞が痛められていることがわかります。またＧＯＴという心筋細胞に多く含まれる酵素が上昇していないか（基準値：5U/l ～ 35U/l）を見ます。

心電図をとると、心臓の筋肉の血が足りなくなっていれば波形（ＱＲＳやＳＴ）が変わります。それでも変化がなければ、運動をして心臓に負荷をかけたときの心電図（負荷心電図）を取ります。

心臓超音波検査（エコー）で筋肉の飛行具合や血液の拍出量を見ることで、部分的に機能していないところはないかをチェックします。

心臓ＣＴ検査で冠状動脈の血流があるのかミリ単位で測定できます。

それでもわからなければ、カテーテル検査で造影剤を流し込んだり、心筋シンチグラフィーという心筋への血流を画像診断できる検査をおこないます。

多くの人は「できるだけ検査をしたくない、病院に行きたくない」と思っています。しかし、診察現場では、あと1週間来るのが遅かったら心筋梗塞を起こしていた可能性が高いというケースにあたるのは珍しくありません。カテーテル検査をしたところ、メインの冠動脈3本のうち2本は詰まっていて、急遽手術に至ったという人が少なからずいます。

血管は75パーセント以上狭くなると、詰まる可能性が高いと言われています。しかし、自覚症状がなくて、99パーセント詰まっている状態でも元気な人はいます。

心筋梗塞を発症した人で3分の1は病院搬送前に亡くなり、搬送された人の半分はゴールデンアワー（4時間以内）に処置を受け事なきを得ますが、残りの半分は一命はとりとめたものの後遺症が残ります。その多くは心臓機能の低下、不整脈、弁閉鎖不全といった重篤な病気です。

一般の健診程度では絶え間なく動いている心臓の機能が正常かどうかはわかりません。身体には予備力があるので、ある程度は機能します。車を購入したら2年~3年に一度は車検を受けなければならないように、心臓ドックも45歳を過ぎたら3年に一度は必ず受けましょう。

心臓の機能が落ちてしまうと……

高血圧や動脈硬化で心臓のポンプ機能が低下すると(心不全)、身体全体に血液や酸素が十分に供給されなくなります。

心不全には急性と慢性で発生するものがあり、心臓の左側が心不全を起こすと(左心不全)、腎臓、肝臓、脳といった重要な臓器に血流がいかず、悪化すると多機能不全を起こします。急性の左心不全には高血圧や心筋梗塞、慢性には心臓弁膜症があります。

心臓の右側が心不全になると、静脈にうっ血が起こります。そのために足や顔のむくみや胃腸、肝機能障害などが起こります。肺血栓閉塞症が起こると肺の血管は抵抗が大きくなり、右心房に負荷がかかり急性右心不全となります。慢性の右心不全は心臓弁膜症、先天性心疾患が考えられます。

心臓をケアする基本はすべて同じです。これまで述べてきた高血圧、糖尿病、脂質異常症を予防することです。すると、動脈硬化を防ぎ、心臓病の危険因子を取り除くことができます。

そのためには、禁煙、規則正しい生活、栄養バランスのよいカロリー制限された食事、適度な運動、アルコールを控えて、ストレスの少ない生活を送りましょう。

死に至る恐ろしい脳血管疾患

脳の動脈が詰まると、脳卒中の症状が現れます。脳卒中とは「脳の血管が詰まったり、破れたりする状態」を指しています。血管が詰まると脳梗塞、破裂すると脳出血です。

脳卒中の初期症状は判断がつきにくいのも確かです。

「昨日までは元気だったのに、朝目覚めたら半身が麻痺していた」

このような話はよくあります。ただ、脳卒中の症状は、夜中トイレに起きたとき、朝、目覚めたとき、昼間なら仕事中に突然おかしくなるというパターンがほとんどです。それも大きな発作が起こる数日〜数週間前に軽い症状が出ていたはずです。

たとえば、歩いていてつまずきやすくなった。階段の上り下りが遅くなった、自転車に乗れなくなった（バランスがとれなくなった）という兆候が見られます。またろれつが回らなくなったり、食べものをこぼしたり、脳梗塞と同じような症状が出る場合もあります。

これは脳の動脈が一時的に詰まる一過性脳虚血発作と呼ばれます。動脈硬化によってできた血栓がはがれて脳の動脈を詰まらせることで症状が出現します。血栓が小さい場合は、すぐに溶けて流れ去るので、症状もすぐに消えます。

また、脳の動脈自体が動脈硬化によって狭くなっていて、急激な血圧低下などにより、脳の血流が悪化すると症状が出る場合もあります。

脳卒中患者のほとんどは脳梗塞に罹っています。突然、意識を失って倒れるのは重症の脳出血、脳塞栓で、脳卒中全体からすればそれほど多くありません。

また、脳の血管の病気だと思われがちですが、脳梗塞の約3分の2は心臓血管系が原因で引き起こされています。

これまで述べてきたような不整脈、心房細動などで心臓の拍動リズムがおかしくなったり、動きが悪くなったりすると血液がうっ血して血栓ができやすくなります。動脈硬化の進んだ大動脈や頸動脈からや、心臓でできた血栓がはがれて、脳の動脈に流れ出して塞いでしまうと心原性脳塞栓症になります。

脳出血

血管は詰まる病気と破裂する病気の2種類があると説明しました。高血圧や動脈硬化で脳の細い動脈が破れると脳出血を起こします。頭痛やおう吐を伴ったり、半身麻痺や感覚障害を起こします。

脳の血管が傷んだ結果、出血をするため、一度脳出血を起こすと再発率が上がります。すでに出血した部分以外の血管にも傷みが生じている可能性が高いのです。

アスピリンやワーファリンなど、血液をサラサラにする薬を服用している人は出血しやすくなることにもなるので注意が必要です。

ただし、脳出血を起こしても、症状が改善すれば適度な運動や飛行機や船などでの長距離移動も制限されません。

くも膜下出血

大動脈瘤のようなこぶが脳動脈にできると破裂リスクがあります。脳動脈瘤は数パーセントの人に存在し、ほとんどは生涯無症状のままだと言われています。

もし脳の表面（くも膜下腔）で脳動脈瘤が破裂すると、バットで殴られたような猛烈な頭痛と吐き気を伴い、意識を失ってしまいます。3人に1人が命を落とし、生き延びてもその半分はなんらかの障害が残るくも膜下出血です。

脳動脈瘤が破裂するとかさぶたのように破裂した部分にくっつきます。このかさぶたは24時間以内に処置しなければ、はがれて再出血してしまうので、早期の治療が求められます。

近年は脳ドックの普及によって、脳動脈瘤も早期発見できるようになりました。

脳梗塞

心臓でできた血栓がもっとも飛びやすいのが脳です。心臓内にできた血栓が脳動脈を塞ぐと脳梗塞を引き起こします。稀に足の親指に血栓ができて黒くなる人がいますが、脳に飛ぶ可能性のほうが大きく、幸運であったのです。

脳梗塞の半数近くを占めるのがラクナ梗塞です。細い脳動脈が詰まり、脳の深い部分に小さな梗塞が起こります。症状は比較的軽いものの、頻発することで血管性痴呆やパーキンソン症候群につながる可能性があります。

頸動脈などの大きな動脈が硬化した結果、血管が詰まってしまったり、血栓がはがれて流れ出し詰まるために起こるのがアテローム梗塞です。日本人の脳梗塞の約20パーセントを占めています。感覚障害だけでなく、失語や失認なども伴います。冠動脈や四肢の血管も動脈硬化が起こっている可能性があり、心筋梗塞や閉塞性動脈硬化症も合併症として起こります。

検査

脳出血はＣＴスキャンによって白く見え、病気の起きた直後からわかります。脳梗塞によって壊死した脳組織は黒く見えますが、ＣＴで診断可能になるには数時間以上かかるため、ＭＲＩのほうが迅速かつ正確に診断できます。

ＭＲＩはＸ線の代わりに磁力を用いて身体を輪切りに撮影します。金属製の入れ歯など体内に金属がある場合は検査できない場合があります。

ＣＴと比較すると検査時間が長く、技師がいないと簡単に動かせない問題点がありますが、ＣＴでは見つけられなかった小さな脳梗塞まで判別できます。近年はまったく症状のない小さな脳梗塞も見つかるようになりました。

脳梗塞の多くは心臓血管系から引き起こされると述べました。頸動脈のエコー・ドプラで動脈硬化が起こっていないかを見ることができます。

頸動脈に狭窄がある場合、血管の細くなった部分を正確に見るために、腕や足の付け根の太い動脈からカテーテルを入れて管の先から造影剤を流すこと（血管撮影）もあります。

治療法

脳卒中も心臓病も予防は同じです。まずは動脈硬化の原因となる高血圧、糖尿病、脂質異常症といった生活習慣病を防ぐことです。

すでに動脈硬化を起こしていたり、血栓ができてしまっていたら薬物療法をおこないます。薬だけではコントロールが難しい場合は、カテーテル治療や外科的手術が選択されます。

頸動脈狭窄は頸部（首の部分）を切開して、血管を直接解離して手術する方法しかありませんでした。

医療技術の進歩により、切らずにおこなえる血管内治療がおこなわれるようになっています。一般的には、足の付け根の動脈（大腿動脈）から、先端に風船（バルーン）が付いたカテーテルを入れて、造影剤を流してX線（レントゲン）透視をおこないながら、目的の部位まで誘導して風船を広げます。

広げた血管に、直径2ミリメートルほどのカテーテルの先から、形状記憶合金でできた網目状の筒（ステント）を出して狭窄部位に置きます。ステントは決められたサイズに拡張するようになっています。治療は2時間程度なので局所麻酔で済みます。治療数時間で歩行可能となり、1週間で退院ができる、患者さんにとっては肉体的な負担の少ない治療です。

また脳動脈瘤の破裂を予防するために、こぶの中にコイルを詰めることもあります。コイル塞栓術と呼ばれて、手術では難しい毛細血管内の動脈瘤にも届いて治療ができます。

カテーテルからプラチナ製のコイルをこぶの中に詰めて、血栓ができるのを防ぎます。こぶ内の血流がよどんでいないか、コイルがこぶの奥に押しやられて、こぶの中へ血液が流れてどんどんこぶが大きくなっていないかを見るために、治療後も血管撮影（カテーテル検査）やＭＲＩなどの経過観察が必要です。

開頭手術は、動脈瘤にクリップをかける「クリッピング術」があります。動脈瘤の根元をクリップで挟みこんでしまうので、その場所での破裂可能性はきわめて少なくなります。

ただし、頭部の切開が必要で、脳神経障害が残るリスクがあります。脳の表面から深い位置にある動脈瘤には、到達が困難です。

◉ｔ－ＰＡ（tissue Plasminogen Activator）

血栓はそもそも人間の身体に備わった出血を防ぐメカニズムからできます。血液中にあるフィブリノーゲン（線維素）が、固形成分のフィブリン（線維）に変わることで塊となるのです。

フィブリンを溶解させる成分が血液中のプラスミンです。この作用を利用して、ｔ－ＰＡが開発されました。静脈注射で投与すると血栓が溶かされます。血液をサラサラにする分、出血を起こしやすい状態になります。脳梗塞を起こして3時間以上経過した段階で処方すると、大出血を起こすケースもあります。

出血性疾患のある方、高血圧、極端な低血糖や高血糖、抗凝固療法をおこなっている方などは投与を慎重に検討します。

合併症のリスク

ステント内に血栓が生じたり、血管壁に堆積したプラークの内容物が脳に飛んでしまったりして脳梗塞を起こす恐れがわずかながらあります。

ステントによって血管が圧迫されると、一時的に脈が遅くなったり、急に血圧が低下したりすることもあります。稀に薬物治療やペースメーカーを必要とする場合もあります。長期間ステントを留置すると、血管がふたたび狭窄することもあります。そのときは再度バルーンによる拡張をおこなうことがあります。

後遺症

脳卒中の再発率は5パーセント~10パーセントと言われていて、かなり高い確率で再発をします。ただ安静にしているだけだと改善しないばかりか、筋力低下、骨粗鬆症、関節のこわばり、心肺機能の低下など、さまざまな症状が起こります。

これを予防するために、ベッドにいるときからリハビリテーションが必要です。具体的な訓練方法は、理学療法士に相談してください。

リハビリテーションは繰り返し練習し、カラダの使い方をおぼえる非常に根気のいる訓練です。脳卒中以外の合併症によって訓練がうまく進まなかったり、意欲が低下してしまったり、重度だと後遺症が残ってしまう人もいます。

「話す」「聞く」「読む」「書く」ことが困難になる失語症や感覚障害、摂食・嚥下障害などがあります。

一方で、発症から何年後には、旅行に行ったり、職場復帰されたり、意欲的に生活されている方々もたくさんいらっしゃいます。

予防

脳卒中も血管病から引き起こされています。高血圧、糖尿病、脂質異常症、肥満、喫煙、飲酒といった動脈硬化の危険因子を予防することが求められます。

脳卒中の最大の危険因子が高血圧です。再発率を比較した際に、降圧治療をした場合は大きく減らせることがわかっています。朝食前に1回と夜は就寝前に1回、毎日血圧を測定して記録をつけましょう。

繰り返しますが、血圧は収縮期血圧（上の血圧）が140mmHg未満、拡張期血圧（下の血圧）が90mmHg未満を目標にします。とくに起床後1時間以内に血圧を測って高い場合には要注意です。主治医に血圧の記録を見てもらってください。

糖尿病・脂質異常症も動脈硬化につながります。血糖値、コレステロール、中性脂肪などの数値を検査で把握しておきましょう。

心臓が悪い人は腎障害にも注意！

腰骨の上あたりにこぶし台で左右1個ずつある臓器が腎臓です。腸の後ろ側に位置していて、左のほうが右と比べて少し高い位置にあります。

腎臓には体内の血液の5分の1、約1リットルの血液が流れています。臓器の中でももっとも血液量が多いのです。腎臓は老廃物を尿として排出し、濾過した血液をまた血管内に戻すという役割を担っています。

腎臓の機能低下によって老廃物が蓄積し、腎臓の動脈硬化が起こることがあります。その結果、腎機能が悪化していきます。

さらに腎臓病は、心臓病にもつながる重要な因子になっています。腎臓への血流が悪化すると、腎臓内の動脈壁細胞からレニンという物質が出ていて、それがアンギオテンシンというホルモンを活性化します。

副腎がそれを察知してアルドステロンというホルモンを排泄し、血液量の増加で血圧を上げます。血圧を下げる薬を服用しても血圧が下がらない場合は腎動脈のドプラ検査や血管造影（アンギオグラフィー）をおこなう必要があります。

腎臓の動きが悪くなって尿が出なくなるとは、心臓から送られる血液が腎臓にいっていないことを指します。高血圧や糖尿病の人はもちろん、重度の心臓病は腎臓病でもある確率が高いのです。

腎臓が悪いので心臓が悪いことも、心臓が悪いので腎臓が悪いこともどちらもあります。腎機能が低下した患者さんは、心機能の低下も引き起こします。これを心腎連関症候群と言います。

［ **心腎連関症候群** ］

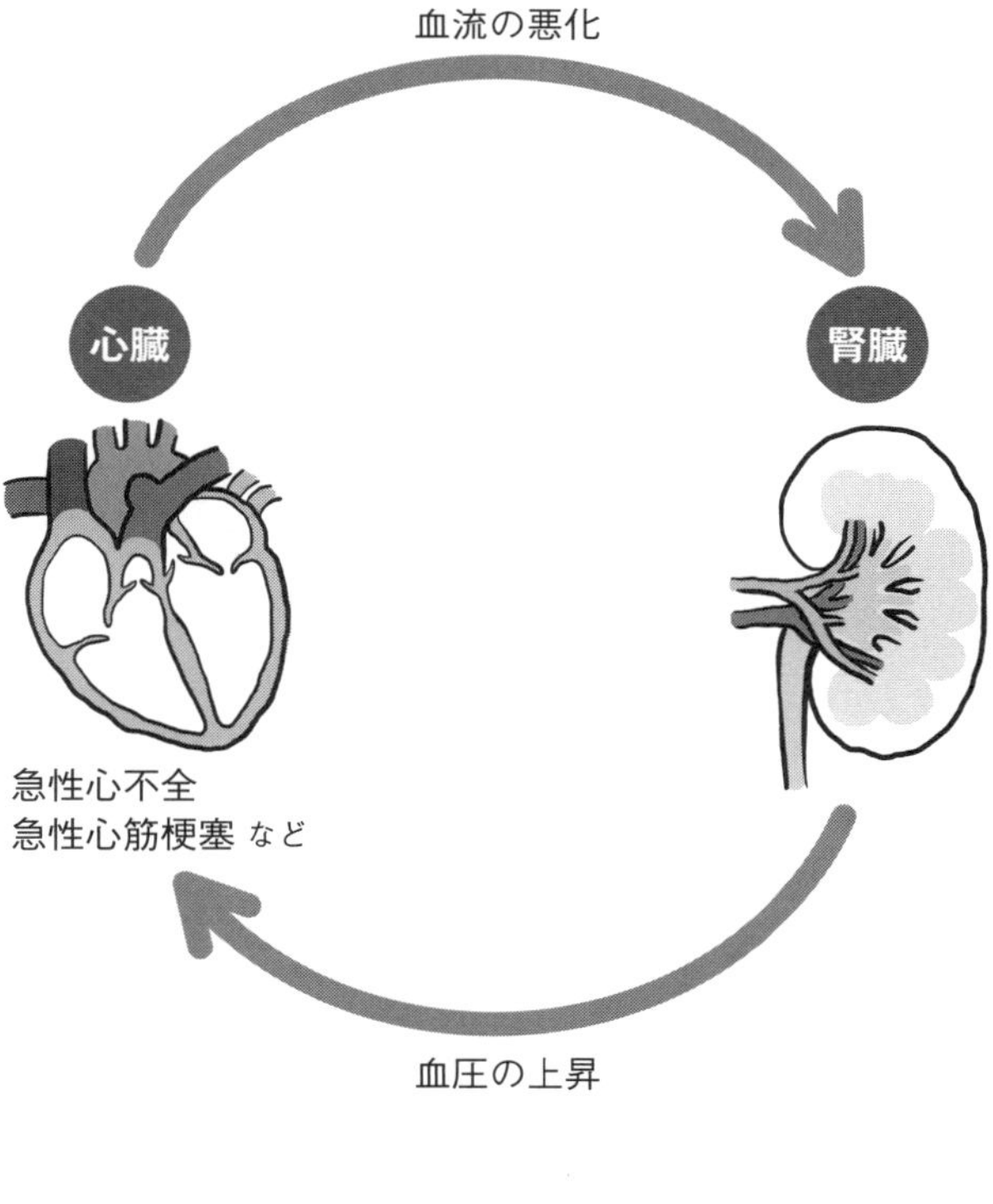

検査

腎臓は予備力が大きな臓器なので、自覚症状が現れにくいのです。なんとなく身体がむくみがち（とくに朝方）、動くとむくみが取れる。何もしていないのに血尿、乏尿がある。背骨の両側に違和感がある（腎臓があるところがおかしい）。このような症状がある場合には注意が必要です。

若い人に多いのは、動脈硬化が起きているようには見えないのに、血液検査をしてみると、ホルモンが上がっていて高血圧になっていることです。腎臓へいく血管の局所的な動脈硬化が起こっているため（腎動脈狭窄症）、血圧を上げてさらに腎臓に血液を通すようにしています。この場合は腎臓病を疑います。

そのほかにもだるい、貧血、食欲がない、吐き気があるといった初期症状があります。

病院では、尿検査と血液検査をおこない「eGFR」（換算糸球体濾過率）で腎機能が調べられます。eGFRとは血中の老廃物を濾過する腎臓の能力（糸球体濾過率）のことです。

クレアチニンは筋肉量の少ない高齢者などでは、上昇の値が小さくなってしまうので、年齢、体重、性別なども考慮されたeGFRが指標として使われるのです。ただし、eGFRは平常時のクレアチニン値をもとに計算をおこなうため、急性腎障害の場合、短期間のクレアチニン値の上昇で腎機能を評価します。

治療法

透析が必要な腎不全患者は30万人と言われています。年間1000人が腎臓移植を受けていて、慢性の腎臓病患者はおよそ1100万人と推定されています。悪化すれば透析が必要になるだけではなく、心臓病をはじめとした重篤な循環器疾患にまでつながります。

腎臓にはカリウムやリンを尿中に排せつする働きがあります。腎機能が悪くなってくると体内のカリウムやリンの濃度が高まり、するとたんぱく質が多くなるため老廃物が血中に溜まります。医者の判断を仰ぎながら、たんぱく質の摂取量を制限しなければなりません。摂取制限しても効果がないときは、薬物治療を検討します。

ただし、腎臓の濾過能力を回復させたり、上昇させる薬剤は現在のところありません。心機能を改善させることで、腎機能も改善させることができると報告されています。

◉利尿剤

急性心不全になると脈圧が下がり、身体の隅々まで血液が行き渡らなくなり、体内に滞留します。すると、心臓への負荷が上がってますます拍出する力が弱まりま

［ 利尿剤による腎臓への影響 ］

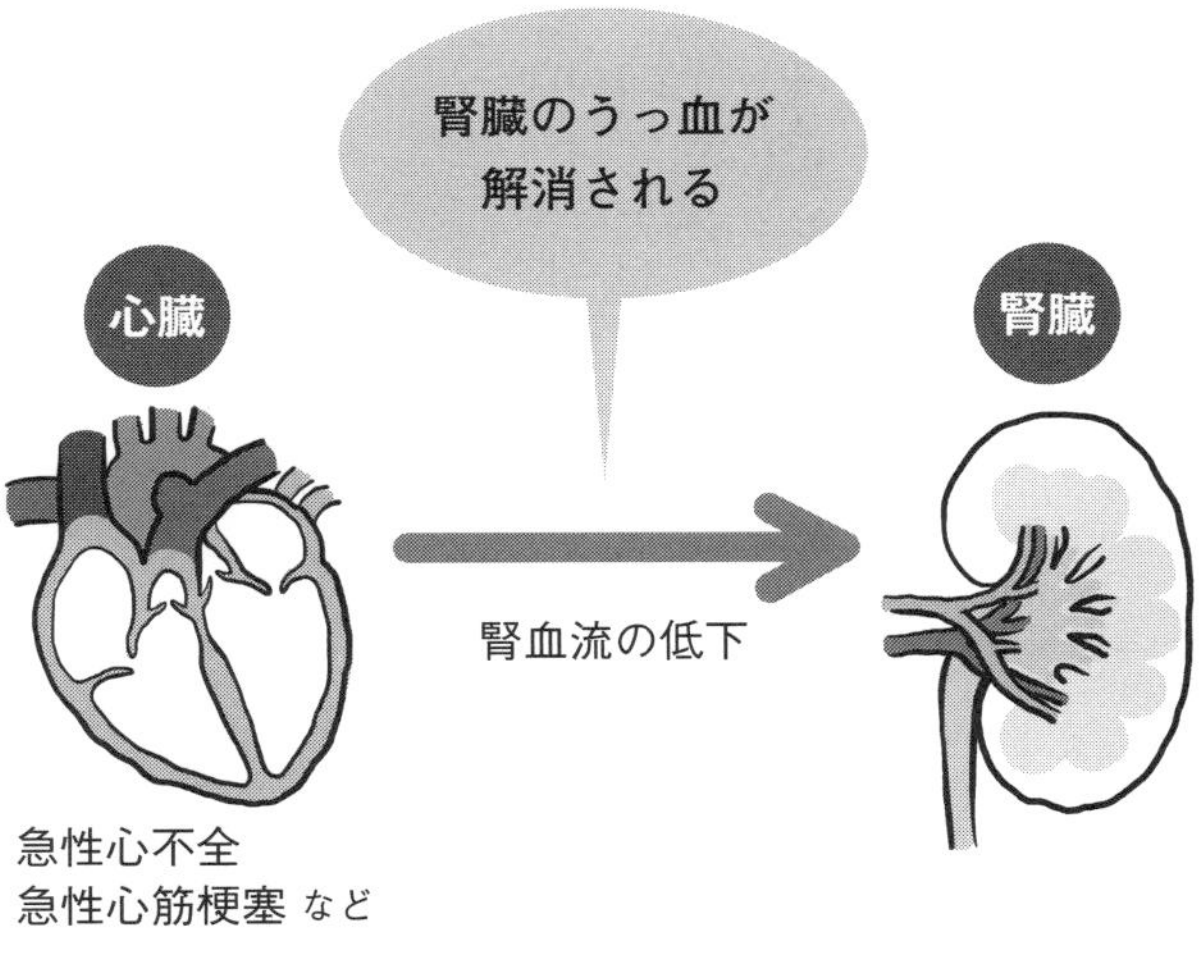

す。

ラシックスやアルダクトンといった利尿剤の投与で体内の血液量が減ると、心拍出量が減少する場合があります。このとき、腎臓の血流量も減るので腎機能が低下することになります。

一方、利尿剤によって腎臓のうっ血状態が解消され、腎静脈圧が下がれば腎機能が改善することがあります。

認知症は脳血管が原因でも起こる

脳は、20歳ごろまでに認知機能が完成していきます。それ以降は加齢とともに萎縮していきます。誰にでも起きる老化現象です。年齢とともに忘れっぽくなった、記憶力が衰えたと自覚するのは当然です。

①人や物の名前が出てこない。②物を置いた場所がわからない。③立ち上がった途端に用事を忘れてしまう。④うっかりミスや勘違い。

こうした物忘れは生理的健忘と呼ばれ、物忘れの自覚があるため、病的な物忘れとは異なります。

認知症の原因になる疾患としてもっとも多いのは、アルツハイマー病で、次に脳血管障害です。その他に若年性認知症、パーキンソン病症候群、レビー小体病などその発生時期、病態などで種々の形がありますが、ここでは血管性の認知症について説明していきます。

◉どのような初期症状があるか

うつ病は認知症と混同されやすい症状です。うつ状態の人は、集中力の欠如や注意力障害、無関心により、物事を脳にきちんとしまっておくことができないのです。忘れっぽくなり、日常生活でも塞ぎ込みがちになります。不眠（寝付きはよいが早く覚醒してしまい、ふたたび眠れない)、頭が働かない、重いなどの症状もみられます。

心筋梗塞の手術をしたあと、以前のように自力で行動せずに元気や気力がなくなってしまうのは、病気の影響ではなく認知症が進行している可能性があります。

心筋梗塞によって脳へ十分な血流がいかず、脳障害が引き起こされているのです(多発性梗塞性認知症)。この病気は心筋梗塞を繰り返すことでリスクが高まり、一般に考えられるよりも多く発生しています。

治療法

アルツハイマー型認知症には向精神薬を用いた薬物治療などがおこなわれます。

脳血管性認知症は、悪化させないことが重要で、頭部のCT検査やMRI検査で脳の腫瘍などを発見できます。脳外科の治療を施せば認知機能もよくなることがしばしばあります。

アルツハイマー病と血管性認知症では、治療法が異なるように言われることが多かったのですが、生活習慣を改善することで、アルツハイマー病と血管性認知症を予防できることがわかってきました。

人間の身体は使わなければ、すぐに鈍ってしまいます。脳も同じです。定年を迎えて、何もすることもなく、人との交流もなくなってしまい、認知機能が低下するというケースはよくあります。

脳は要求すればするほど働こうとして、多量の血液が流れて脳細胞に十分な酸素とブドウ糖を供給し、エネルギーを産生しようとします。

血流があることで、脳も若々しい状態を保てるのです。見ために若い人は脳も若いのが普通です。

すなわち、認知症の予防は脳を使うことであり、循環器系疾患と同じように高血圧、糖尿病、脂質異常症といった病気を抱えている人は早めに生活習慣を変えましょう。運動療法や食事療法が適用されます。

ここまで各病気について説明してきましたが、生活習慣の乱れが生活習慣病を招き、悪化することで動脈瘤や動脈硬化といった血管の異常を起こし、それが原因となって重篤な病気に至るという流れが見えてきたと思います。

最後に、病気リスクを避けるために、私たちは何をすればよいのか、具体的な予防方法を紹介します。

第4部

循環器疾患にならないための生活習慣改善

なぜ生活習慣病になってしまうのか？

毎日生活するなかで、知らず知らずのうちに自分の身体を蝕む、今日明日ではなく何年もかけて病気になる……。それが生活習慣病です。症状として高血圧、脂質異常症、糖尿病、動脈硬化症、心臓病などがあります。ひどくなれば死や認知症などの要介護状態に入ります。

生活習慣病は目に見えるようで見えないものです。毎日夜中2時ごろに眠る生活。健康によいと思って続けている人はいないでしょうが、慣れてくると深夜まで眠たくなくなります。ほんとうは身体を休めるべき時間です。ところが、「夜遅くにならないと眠れない」と、生活を改めることなく、自分では把握しきれない不健康になっていきます。

夢を実現するために一生懸命仕事をしたり、勉強をするのに、一生をかけて健康を追求しようとする人はどれだけいるでしょうか？　病気になると健康意識は上がります。しかし完治すれば、ほとんどの人はまたすぐに健康の大切さを忘れて、健康とは何もせず、当たり前のようにあるものだと思い込んでしまうのです。

夜の22時まで仕事をして、家に帰って、食事をして、入浴する。夜更かししているつもりはないかもしれませんが、このような生活を続けていれば簡単に24時を回ってしまいます。そこまで活動していたら、すぐに寝ようと思っても寝つけないのです。

身体は日が沈んで数時間後の夜22時には休まり、朝5時ごろに目覚めようとします。24時過ぎに寝ていたら朝5時には起きられません。身体はアクセルを踏み込んで1日をスタートさせようとしているのに、頭で「だるい」「まだ寝ていたい」と、無理矢理サイドブレーキを下ろしています。思いきって起床して、その日は早くに休むほうが健康にはいいのです。

不健康な行動の積み重ねで病気になっても、医者は病名を診断するだけで、そうした生活習慣が原因とは詳しく説明しないものです。

不摂生のなかでも高血圧、糖尿病、脂質異常症などの複数の生活習慣病に起因する内臓脂肪型肥満には注意が必要です。

高血圧、高血糖、脂質異常症が2つ以上が重複して起こり、内臓脂肪型肥満だとメタボリックシンドロームと診断されます。メタボにならないような生活習慣を送れば、循環器系疾患のリスクも大きく減らすことができます。

脂肪細胞は、中性脂肪を蓄える場所のように思われるかもしれませんが、身体に必要なさまざまな物質をつくっています。そのひとつがアディポネクチンというたんぱく質で、血管の傷を修復し、動脈硬化症を予防する働きがあります。

もし内臓脂肪が増えると、アディポネクチンは分泌されにくくなります。

日本でも欧米でもメタボの人は増えています。生活習慣病の予防といっても気をつけるべきことは多くありません。食生活、働き方、睡眠、運動の習慣をそれぞれ正しく改善するだけです。

メタボリックシンドロームと区別が難しい病気に肥満症があります。

ＢＭＩ＝体重（kg）÷身長（m）の２乗

日本では、ＢＭＩが25以上だと肥満になると述べました。ＢＭＩ25以上でもメタボではない人もいます。メタボとはあくまで腹囲が男性で85センチメートル、女性で90センチメートル以上あり、高血糖、高血圧、脂質異常症のいずれか２つに罹っている場合を指します。

◉肥満症は

□ BMI 25 以上

かつ

□ 次の10個のうち１つ以上が当てはまって、
減量治療が必要な場合。

耐糖能障害	２型糖尿病	脂質異常症
高血圧	高尿酸血症	痛風
脂肪肝	冠動脈疾患	脳梗塞
骨・関節疾患	睡眠時無呼吸症候群	月経異常

◉メタボリックシンドロームは

□ **内臓脂肪の蓄積**（腹囲：男性85cm以上、女性90cm以上）
□ **高血糖**（空腹時血糖110mg/dL以上）
□ **脂質異常**（中性脂肪150mg/dL以上、HDLコレステロール40mg/dL未満）
□ **高血圧**（130mmHg以上/85 mmHg以上）

のうち２つ以上が当てはまる。

［ メタボリックシンドローム診断の流れ ］

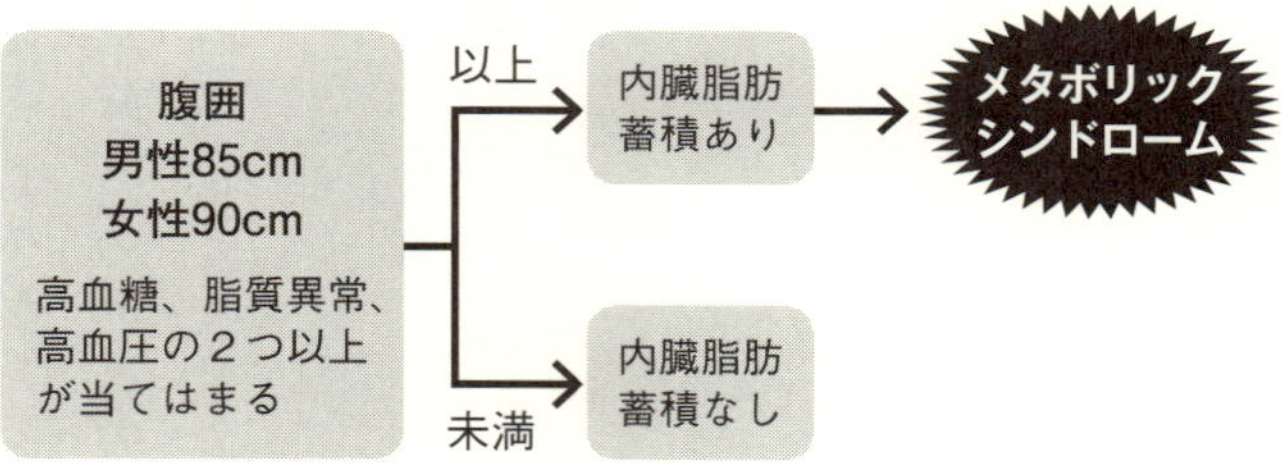

どうやって生活習慣を改善すればいいのか？

まず、自分がどういう状態か、病気があるのかを認識することから生活習慣の改善が始まります。メタボなのか、感染症なのか、循環器系疾患なのか、少しでいいので勉強しましょう。

病気は自分の身体を休めてくれているのです。もし病気になりたくなければ、病気になる前にしっかり休むことです。

自分の身体に無理をさせないことが前提です。とくに日本人はＧＷや夏休みを休まなければならないから休みます。リフレッシュするために能動的に休みを取りましょう。疲れている感覚がなくても休むのです。休暇も有給休暇をフルに取ることをおすすめします。元々ある休日だけではプライベートな予定をたくさん入れてしまいますし、リカバリーしきれないのです。「熱中症の予防で水分をたくさん飲みましょう」「喉が乾いてからでは遅すぎます」と、毎日のようにラジオやテレビで連呼されます。しかし、「疲れたと思う前に休みましょう」とは誰も言いません。

何のために働くのかを考えれば、健康で長生きするため、豊かな人生（経済的、精神的）を送るためです。仕事とはそれをすることで、自分の満足感・達成感が得られて報酬もついてきます。だから、旅行もできたり、おいしいものを食べたりもできます。それがまた仕事をするモチベーションになります。

医者もきちんと能率を考えれば8時間で仕事を終えるべきです。月に150時間～200時間残業しているのは患者さんのためになっていません。わたしが日本の大学病院に赴任したときに、皆、毎日22時ごろまで残業していました。18時に帰る習慣に変えましたが、同じ仕事量をこなせました。能率が上がったのです。仕事が終わらないというのはすべて言い訳で、自分がしたいからしているだけなのです。

自分は健康で病気などないという人でも、次の項目に当てはまっているものはないでしょうか?

□イライラすることが多い
□寝つきが悪い
□食欲がない
□だるさ、倦怠感がある
□帰宅後や休日は何もする気が起きない

これらは身体がもたないというサインです。頭では「もっとがんばれる」「まだまだ大丈夫だ」と思っているかもしれませんが、身体にとっては悪しき生活習慣で、毎日充実感に満たされ、人生のすばらしさを味わう人間らしい生活とはかけ離れています。

ドイツでは3時間~4時間手術していたら交代させられ、残業はやむを得ない場合に限り1時間/日のみ許可されます。有給休暇は5週間/年の取得が義務付けられていました。身体に無理をきかせていたらよい仕事につながりませんし、ほんとうに患者のためにならないという考え方でした。

働くためには、自分で健康を保つ努力をしないと、誰も守ってくれないのです。「病気になれば医者に行けばいい」という考えは解決策にはなりません。突然倒れる前に対処しなければならないのです。

自分のしたいことと健康を天秤にかけないでください。健康だから働けるし、人生を楽しめるのです。機械的に休みを決めてください。

仕事の能率が上がる、疲労が蓄積しない、食欲も出る、便通もある、よく眠れるようになる。たくさんのメリットが感じられて、ますます健康的な生活を送りたくなります。何が人生にとってほんとうに大切なのかを考えて優先順位を守りましょう。

健康な人はどんな休み方をしているのか？

平日は毎日深夜まで働いて、疲れた状態で入る休みはほんとうの休みになっていません。休息の最大の目的は頭（精神的な疲労）を回復させることです。頭はそんなに簡単には回復しないのです。

一流のアスリートが大きな怪我をして、長期間にわたって競技を離れてしまう。怪我は完全に治って、テクニックもそこまで急速に衰えはしないのに勝つことは容易ではなくなります。

昔なら当たり前のように勝つと思えていた感覚が思い出せないのです。フィジカルではなく、頭が機能しなくなってしまいます。ハードな環境で働いていた人も身体を壊して長期の入院生活になってしまうと、病気は治っても同じ働き方が難しくなります。

精神的な疲れを癒すには頻回に休むことです。1週間に2日は休む。オンタイムでも2時間に15分は休みましょう。

休憩時間が決まっているという人は、尿意がなくてもトイレへ行くのもいいでしょう。脳への血流も改善されてリフレッシュできます。できるだけ頭がクリアな状態にして働いたほうが集中できるので能率がよくなります。

プライベートの時間も同様です。スキーを1時間滑っていたら「疲れた」という感覚がなくても休まなければ大けがをします。筋肉に酸素がいかず硬くなって、体勢を崩したときにバキッといきます。運転が2時間おきに休むよう言われるのも同じです。休むコツは「疲れたな」という感じが出る前に休むことです。

細胞ベースで健康を管理してほしいのです。稲が十分に育つためには、つねにひたひたの水に浸かっていなければなりません。細胞も同様で、ミトコンドリアを水分に浸しておかないといけません。1日2リットルは水分をとりましょう。

身体に水分が足りなくなっても、なかなか自覚できません。渇く感覚が出るころには水田の水は半分になっているのです。

人間の身体は田んぼのように一気に全体へ水を流せるわけではなく、入口が決まっています。水を摂取するところは1ヵ所しかなく、徐々に末梢へと浸透していきます。水分を行き渡らせるために、頻回に水分摂取して備蓄しておく意識がなければ、臓器や細胞は機能しなくなってきます。

1日、2日食べなくて働いてもやせこけるわけではありません。半日何も飲まなくても活動はできます。しかし、疲労感が出てきたらもう遅いのです。なぜ喉が渇く前に水を飲まないといけないかを実感としてわかっていれば、病気にならなくなります。この感覚が健康増進・維持には何よりも役立ちます。

自分の目標としているところまで仕事をすると決めているから、休めなくなります。「まだできる！」という脳の指令は悪魔のささやきです。能率も上がっていないのに仕事をしていると、知らず知らずのうちに惰性になっていきます。それが習慣になると、健康管理が疎かになり、生活習慣病に至ります。

精神的な安心感、安定感は自律神経のバランスを整えて、本人が思う以上に健康に影響を及ぼします。実りある人生、豊かな人生だという実感が健康を育みます。

先天性の病気、遺伝性の病気は10パーセント未満で、ほとんどの病気は生活習慣に起因します。多くの人は、病気は急に起こるもの、年齢により起こるものだと思い込んでいます。しかし、免疫力が落ちているから感染症になってしまいます。がんも同じです。

休日は疲弊しきった身体で過ごしても休日になりません。2時間おきに15分休む。そのときには頭を休めるのか、身体を休めるのか、リフレッシュするポイントを決めます。

五感を新鮮にしないとリフレッシュになりません。ただ、ベッドに横になって休んでいるだけでは効果は薄いのです。横になったままスマートフォンをしたり、テレビを見ていては五感がリフレッシュされません。病気への道です。

休日にはしたいことをすることで癒されている気持ちになっていますが、決して健康にはよくないのです。自分の力（精神力、気力、体力）を持続できるのが健康的な生活です。

美術館に行く、おいしいものを食べる、気の合う人に会うなど、さまざまな方法で交感神経は刺激されます。すると、副交感神経がついてきて血管が開き、血流がよくなり、脳内ホルモンのエンドルフィンも分泌されて感動や爽快感、満足感を味わえます。

早寝早起きは生活の第一として死守すべきことです。23時には寝て5時には起きましょう。早起きをおすすめするのは生体リズムに合わせる意味もありますが、朝の時間は日中に比べて何倍も生産的になれるからです。

自律神経を整えると健康になる

自律神経を意識しないとホメオスターシスから乱れます。若いうちは保てていても、自律神経のバランスは年齢とともに崩れていきます。

身体の感覚を敏感に観察するようになると、交感神経と副交感神経のどちらにスイッチが入っているかがわかってきます。疲れ気味なら副交感神経のスイッチを入れるため、早めに休むといったことができるようになります。

活力とは栄養剤やスタミナ料理を食べれば出てくるものではなく、自律神経の閾値を高める行動の繰り返しによって培われます。

たとえば、新しいことにチャレンジする、知らない土地に旅行をしてみる、観劇などで感動をするといったことです。感性を豊かにするような行動は神経を刺激します。

閾値のレベルを知るためには、自律神経がすぐに働きすぎてしまわないかに着目します。寝つきが悪い、いつもイライラしている、仕事にいつも集中できていない。このような人は交感神経の閾値が低いのです。

ちょっとしたことでもすぐにアドレナリンが過剰に分泌されてしまうので、それを和らげようとして、暴飲暴食などをして副交感神経を刺激しようとします。

また、睡眠時間は足りているのに、気力が湧かない、涙もろい、あきらめやすい、心配症や悩みがちな人は、反対に副交感神経の閾値が下がっています。定年を迎えたり、子育てを終えて刺激がなくなり、趣味もないため無感動、無気力で張りのない生活になります。

□手足が冷たい
□暑くないのに汗が出る
□感情が不安定
□早寝早起きができない
□気力が湧いてこない
□暴飲暴食をしがち
□感情を示さない

これらに2つ以上当てはまると危険信号で、自律神経失調症の疑いがあります。なんとなくの不調は危機感がないものですが、何年も続くと、これまで述べてきたような生活習慣病にかかり、重篤な病へとつながっていきます。

あまり活動せずに交感神経を刺激しない生活を送っていると、閾値が下がってきます。それにつれて副交感神経の閾値も下がります。両方が下がると活力が生まれず、何かをしようと思っても億劫になってしまうのです。外出せず籠ってばかりだと身体はホメオスターシスでその状態を保とうとするので、ますます活力のない、無感動の生活になっていきます。

なるべく動きたくないので、加工食品やファーストフードに手が伸びて、栄養バランスが悪くなります。

身体は交感神経を刺激するように求めてくるので、頭では活動したいのですが、自律神経の閾値が下がっていて動く気力が湧いてこないので、アルコールやタバコなど手っ取り早く交感神経を刺激するものを使います。これらは依存性があるので、ますますハマっていきます。

人生の豊かさとはお金や時間に余裕があることだけではなく、美しいものを愛でたり、自然の変化に気づいたり、さまざまな感情を味わえることとの出会いによって育まれていくのではないでしょうか。

休日に「疲れたな」と動く気力がないのは、体力が消耗しているのではなく、平日から頭を使ってばかりいるので交感神経過多で疲労感が取れないのです。

何をするのも面倒なので、きちんとした栄養も取らずにますます不健康になっていきます。頭の回転も鈍ります。

週末は副交感神経の閾値を高めるために、「今日は出かけてよかった。また明日からがんばろう」と思えるようなものに取り組んでください。

運動するのもいいですし、自然の豊かな場所へ行ってもいいでしょう。ダラダラと生活していても閾値は上がりません。頭がリフレッシュするようなことをしましょう。

また「必要なものを買わないといけない」「用事を済ませなきゃいけない」と、人混みの多い場所へ出かけて休日を作業日のように過ごしても自律神経は鍛えられません。

翌日から仕事なら、午後2時～3時には帰宅し、ぬるめのシャワーを浴びましょう。副交感神経がオンになります。眠気があれば1時間程度までは昼寝をしてもかまいません。テレビを見たり、軽く散歩をしたり、交感神経過多にならないように過ごしながら、夕方6時には食事を始めてください。パソコンやスマホは遅くまで使わず、テレビもなるべく早めに切り上げて、読書をしたりゆっくりと過ごして夜は22時には就寝しましょう。

運動を自分に処方していますか？

運動は動くことであり、動いているかぎり人は生きています。身体を動かすことで血流がよくなるので、身体に溜まっていた老廃物が排出されたり、運動したあとにおぼえる爽快感はストレス解消につながります。

運動はいくつになっても効果があるもので、90歳になっても筋力は強化されることがわかっていますし、次のような効果が期待されます。糖尿病、がん、心筋梗塞といった病気リスクを下げることもできます。

①減量効果

②筋萎縮や骨粗鬆症の予防

③生活習慣病の改善

④　心肺機能の向上
⑤　自律神経の閾値向上

上の血圧と下の血圧の差を脈圧と言います。脈圧が大きいほど血液は波打って流れており（拍動流）、血管の中膜（筋肉層）を拡張させます。

さらに血管内皮の細胞が血流によって刺激されることでＮＯ（一酸化窒素）が増加します。ＮＯはＬＤＬコレステロールの沈着や血管の酸化を防ぐため、動脈硬化予防にもなります。

運動は血液循環を改善し、脈圧を大きくします。さらに新たな血管（側副路）が形成されて血流がよくなります。

高血圧や降圧薬を服用している人でも、心臓をケアしながら運動はしたほうがよいのです。

病気になれば、医者に言われた薬を決まった量服用するように、適切な負荷をかけた運動も自らに処方すべきです。

いつもテレビを見て、1日寝ている生活をしていると身体もその状態に慣れていきます。それが当たり前になって、「自分は動けない」「疲れやすくなった」と、さまざまなことが年のせいになっていきます。

心臓病の患者にとっても安静は良薬ではありません。個人の能力に合わせた運動をすべきです。

大切なことは以前の自分に比べて向上したかどうかで、いつもよりも犬の散歩を長い距離にしてみる、早歩きしてみるなど、日々の行動から変えていくことです。

□直近、半年間で病気や怪我がある
□自分で説明できないような身体の問題がある
□体重激減・過多、呼吸困難、血圧の問題がある

□ 30歳以上で長いあいだスポーツをしていない

どれか1つでも当てはまれば、医者に相談をして適切な負荷を指導してもらってください。

運動を続けるコツは手軽に、楽しくできることです。運動の習慣ができれば、運動量が足りなくなると、自然と動きたくなってきます。頭ばかり使っていても興奮状態になるばかりで、気持ちいいという感覚はあまり感じられませんし、休んでも自律神経の閾値が下がっていれば疲労感はなかなか回復しません。

筋肉の疲労はぐっすり眠るだけで回復しやすく、エンドルフィンも出て爽快感も味わえます。身体を動かす気持ちよさを味わうことで運動は続いていきます。

血管の柔軟性を高めるストレッチ

血管の中膜は筋肉でできています。筋肉がやわらかければ、血管の弾力性も上がります。ストレッチによって血管の柔軟性を高めることができるのです。

次に紹介するストレッチをわたしは毎日ストレッチボードに乗っておこなっています。床の上でおこなってもかまいませんが、ストレッチボードを使用したほうがより効果的です。ストレッチボードはフィットネス用具を販売しているお店などで5000円前後で手に入ります。身体が伸びて気持ちよさを味わえる程度に、1動作20秒ほどでおこないましょう。上半身、下半身、体幹がストレッチされます。

[血管を強くするストレッチ①]

1 直立の状態で両手を前に押し出すようにゆっくり伸ばす

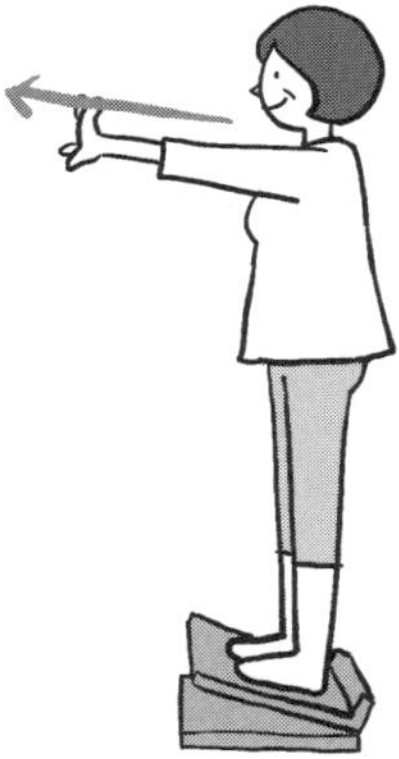

2 肩甲骨がつくようなイメージで両腕を後ろに伸ばす

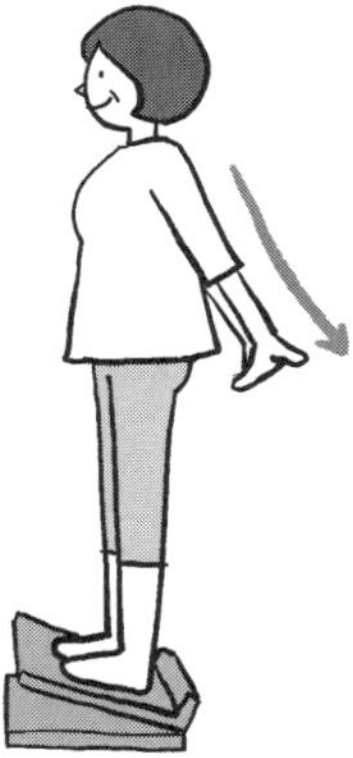

3 片手を伸ばし、ひじにもう一方の手を当てがって後ろへ伸ばす。左右おこなう

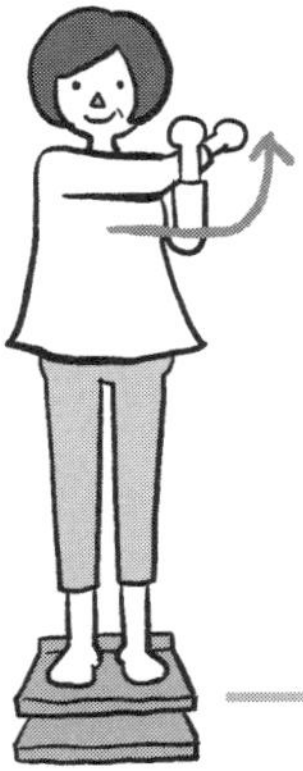

4 頭の後ろで左手のひじを右手で持って、左手のひじを右手で下へ引っ張る。できるだけ下げたままキープ

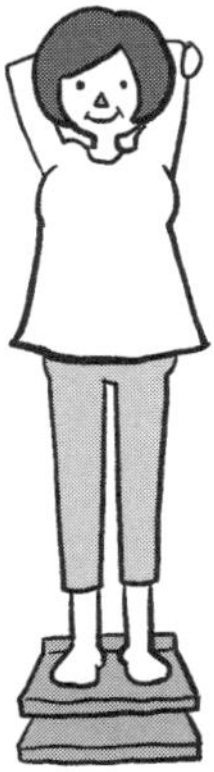

［ 血管を強くするストレッチ② ］

1 膝に手を当てて、踵が上がらないように屈伸する（膝は閉じたまま）

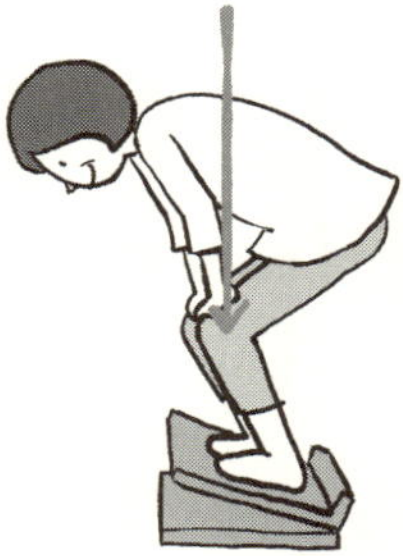

2 前屈し、膝に手を当てて後ろに押しながら伸ばす

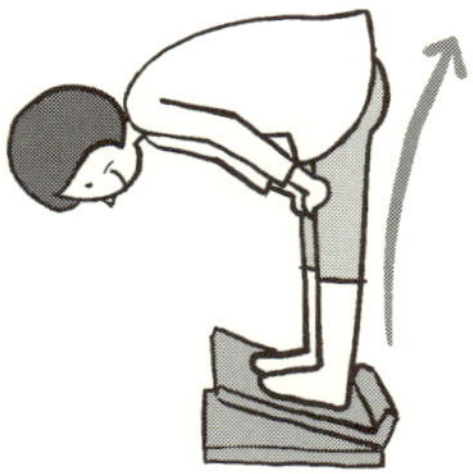

3 膝に手を当てて左右にゆっくり回す

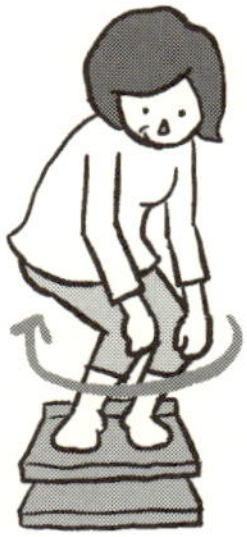

4 息を吐きながら前屈し、片方の足を曲げて手を下へ。反対側の足を伸ばす。左右おこなう

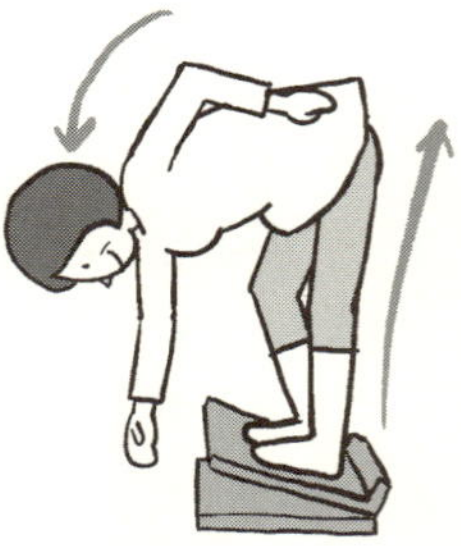

5 反動をつけないように息を吐きながら肩の力を抜いて前屈する。何度か繰り返す（上体を起こすときには膝を曲げること）

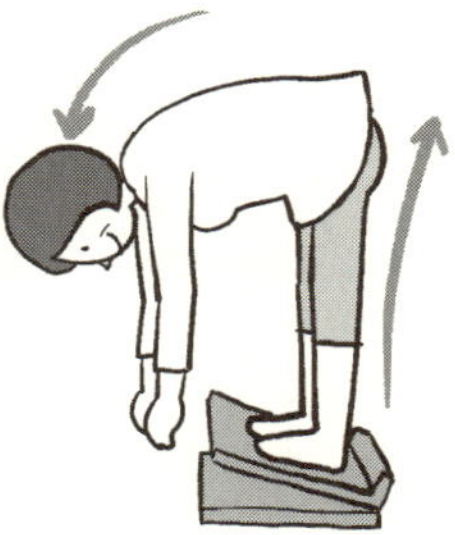

寝ながらトレーニングで血流を上げる

運動の習慣がなく、1日寝転がる生活をしていると血流が滞り、筋繊維が退行して筋力が低下します。関節も動かなくなります。

私たちの身体は適切な負荷をかければ適応していくのです。運動は爽快感を味わえるだけではなく、ストレス解消や免疫力向上にもつながります。

週に2000キロカロリーを運動で燃焼すると、寿命が10年～20年長くなるとも言われます。運動嫌いの人でもできるところからトレーニングすることが大切です。

ここでは寝たままできるトレーニング法を紹介します。心臓疾患患者であっても勧められる運動です。いくつかの種類を1日に何度でも取り入れてください。寝ながらのトレーニングから少しずつ身体能力に合った負荷の運動を楽しんでください。

6 仰向けに寝て膝を立てる。お尻を2～3センチ、ベッドから浮かせてゆっくり元の位置に戻す

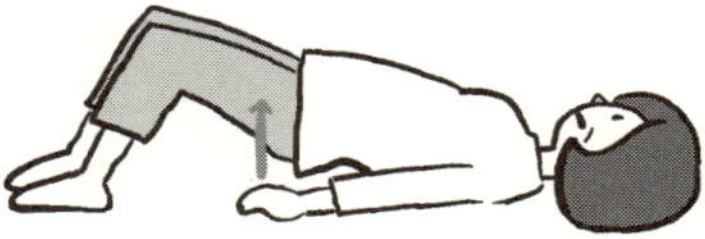

7 できれば膝の下に筒状の枕などを入れて仰向けに寝る。手の平を軽く身体に向けて親指が上を向くように、右→左→両腕の順に頭の高さまで持ち上げる

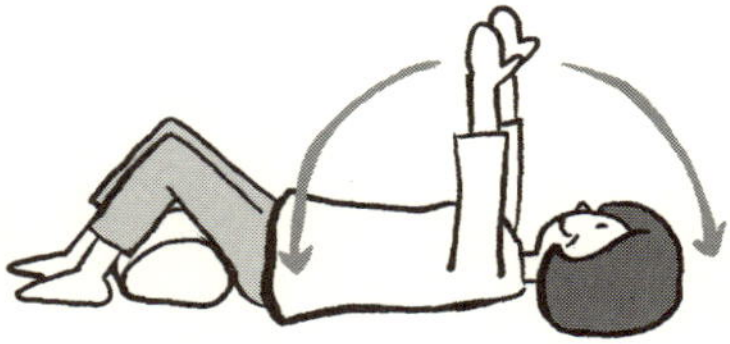

8 できれば膝の下に筒状の枕などを入れて仰向けに寝る。手の平ひとつ分ほど腕を身体から離して、平行に置く。腕を10センチほどベッドから浮かせ、握りこぶしをつくり、指を開く動作を右→左→両腕の順でおこなう。次にふたたび10センチベッドから腕を浮かせ、手で円を描く。右→左→両腕の順におこなったら、両手の平をシーツにつけて3つまで数え、ふたたび最初から繰り返す

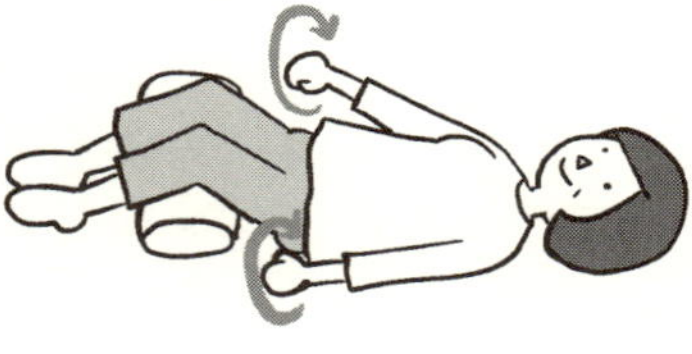

9 仰向けに寝て腕は身体に平行に置く。右足→左足→両足の順に、踵をシーツに押し付け、3つ数える。次に、お尻を閉めるように力を入れ、3つ数えたら息を吐きながら力を抜く。同じ運動を肩甲骨、肩、腕、頭でおこなう。リラックスしたら、再度右足→左足→両足の順に踵をベッドに押し付け、最後に頭で3秒間おこなう。それからゆっくりと頭から踵に向かって緊張を緩める

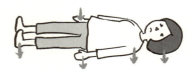

[寝ながらトレーニング]

1 足の裏はシーツにつけたまま左膝をゆっくりと曲げる。最大10回まで

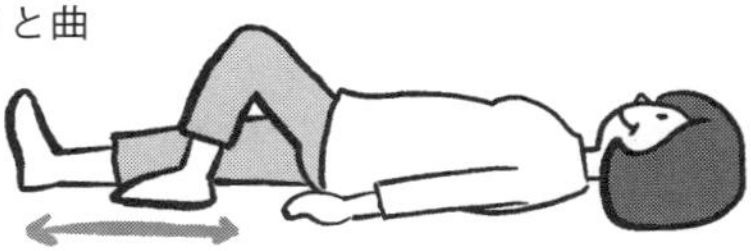

2 膝を伸ばしたまま足先を上下に動かす

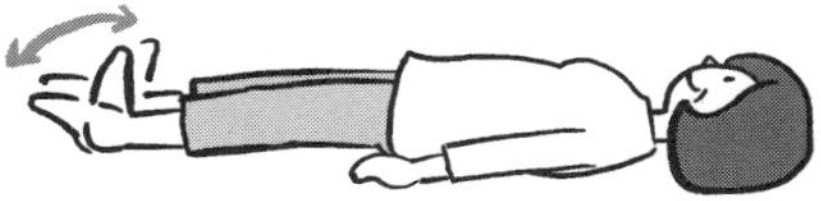

3 ふくらはぎ→太ももの順に筋肉を緊張させる。これを2回、片足ずつ繰り返す

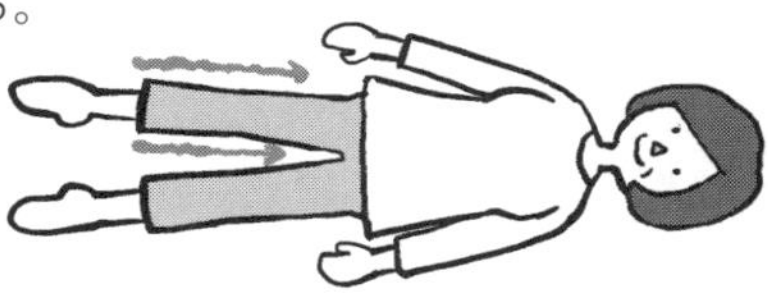

4 踵をシーツにつけた状態で両足を腰幅くらいに開く。足先を上に向けてから、外側に開いてからゆっくり内転させる

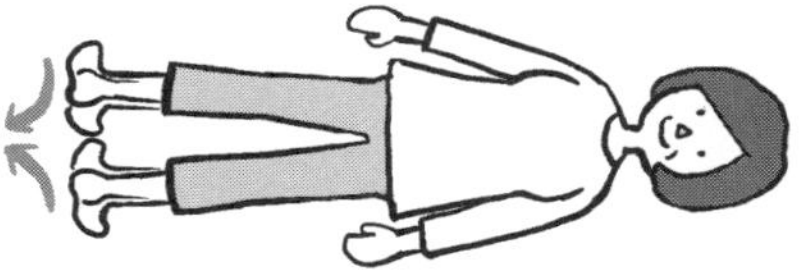

5 膝を立て、左右の足をぴったりつける。両膝を外側へ同時に動かし、3つ数えてから元の位置に戻して合わせる

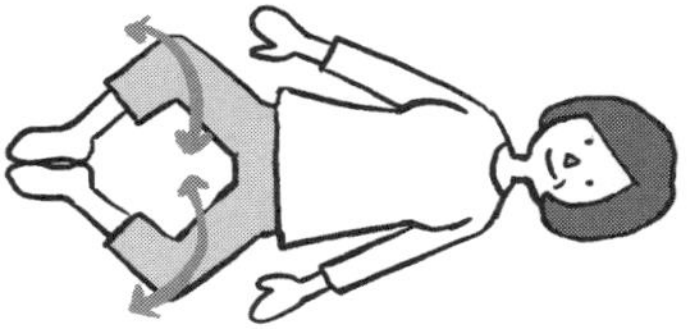

歩き方を変えれば、姿勢も変わる！

正しい歩き方は誰もが身につけるべき基本です。歩き方が悪いと姿勢が悪くなります。姿勢が悪くなるから内臓に負担がかかり、背骨が曲がります。呼吸がうまくいかずに肺をしっかり使えていないので、横隔膜が動きにくくなっていて、酸素が入らず、有酸素運動の効果が落ちます。

人間はなぜ座るのかというと、座るほうがラクだからです。ただ、そのときには悪い姿勢をしてしまうのです。それは悪い歩き方からきていると、姿勢治療家の仲野孝明さんはおっしゃっています。

わたしは痛みがなくても整体（カイロプラクティック）に行きます。なぜなら4

時間～5時間手術すると、姿勢が崩れてくるからです。痛みや違和感がなくても月1回のメンテナンスで背骨がすごく曲がっていると言われます。

自分のどこが悪いのかわからず生活している人がたくさんいます。姿勢が悪いと股関節や膝関節が悪くなります。


1週間に1回、1時間歩くだけでも心筋梗塞のリスクは半減すると言われています。心臓をケアしながら骨格を正しく使って代謝を上げるのがパワーウォーキングです。15分ごとに脈拍を取りながら、有酸素運動の範囲内でおこなうことで、必要な酸素を100パーセント取り込むことができます。

また、第2の心臓と言われるふくらはぎをしっかり使った歩き方なので、心臓の負荷も減るのです。これまで数千人がパワーウォーキングを実践しています。

◉パワーウォーキングの効果

□普通に歩くよりもエネルギー消費が大きい
□心臓・肺などの循環器系の強化になる
□新陳代謝がよくなる
□免疫力がアップする
□ストレス解消につながる
□脳が活性化する
□血糖値やコレステロール値が下がる
□骨粗鬆症の改善になる
□肩こりがなくなる
□便秘が解消され、消化もよくなる

［ **パワーウォーキングのポイント** ］

❶ 足を踵から着地させる
❷ つま先に向けて足裏全体でローリング
❸ 腕は直角に曲げてスイングする
❹ 手は軽く握る
❺ ４メートル～５メートル先を見ながら、景観も楽しむ
❻ 姿勢はまっすぐ、肩の力を抜く

＊普段より1.5倍ほどのスピードで早歩きをしましょう
＊15分ごとに脈拍を計る（10秒間計って６倍する）
＊目標心拍数の上限［（220－年齢）×0.75］を超えないように

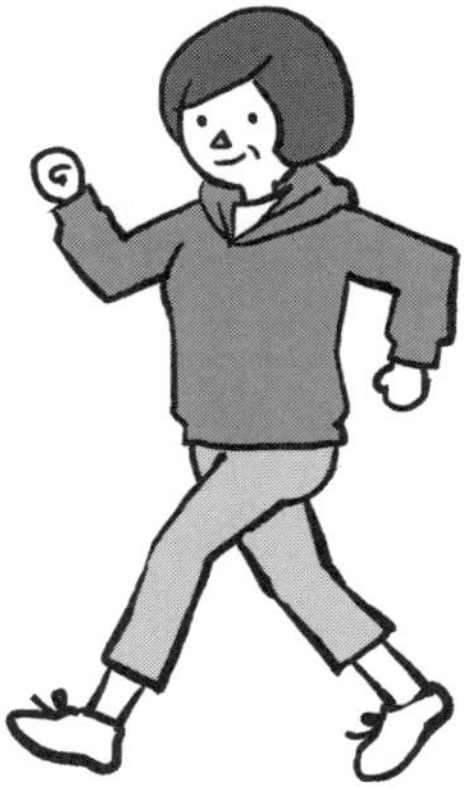

食事は難しく考えすぎない

まず現代の食生活においてはカロリー過多が問題です。日本人の事務職員が必要とするカロリーは男性２０００キロカロリー、女性１７００キロカロリー程度ですが、男女ともに３００キロカロリー～５００キロカロリーを過剰に摂っていると言われます。すでにカロリーを摂りすぎているのに「まだ食べたい」と、肥満になっていきます。

入ってくるエネルギーよりも消費するエネルギーが多ければ体重は減ります。まずは自分の標準体重を知ることから始まります。

標準体重＝身長（m）×身長（m）×22

身長が170センチメートルなら、1・7×1・7×22＝63・6キログラムが標準体重になります。

これを基準に、塩分を摂りすぎない、脂肪分の高い食事をしないことを先決に食事をしましょう。血液の塩分濃度が上がると、身体は副腎からアルドステロンというホルモンを出して、血の量を増やすと言いました。その結果、血圧が上がってしまいます。脂肪が動脈硬化の要因になることはこれまで述べてきたとおりです。

血糖が上がると、膵臓のβ細胞からインスリンが分泌されます（インスリン反応）。グリコーゲンは食後の血糖を急激に上げるため、それだけインスリンの分泌が高まります。インスリン反応が高まると血中に過剰にインスリンが分泌されます。インスリンの働きによって臓器は糖を取り込んでエネルギー源とすることができるのですが、インスリンには脂肪を脂肪細胞に取り込んだり、脂肪の分解を抑制する働きもあり、インスリンが過剰になると脂肪が蓄積されやすくなります。

たんぱく質も糖に分解されるのですが時間がかかるので、急激に血糖を上げることはありません。脂肪は分解されても糖にはなりません。

炭水化物は意識しなくても多く摂ってしまいがちなので控えめに、たんぱく質を十分に食べます。一度に食べるのは腹7分目〜8分目程度です。1日3食でも4食でもよいでしょう。

栄養素については、「イチョウのエキスは脳の血流を促進する」「アセチルコリンやグルタミンは記憶力をよくする」など、さまざまなことが言われます。

しかし、難しく考えず、基本となる食生活をしっかりと実践することが先決です。すでにそうした情報は誰もが知っていると思います。

野菜は食物繊維が豊富で栄養素の吸収が遅く、咀嚼が多くなるので食欲を抑える効果も期待できます。量はあまり気にせず、積極的に摂りたい食品です。血糖値コントロールにもなります。精製された米やパンよりも玄米やライ麦、全粒粉のパンを食べましょう。

魚類には不飽和脂肪酸（オメガ3不飽和脂肪酸）が豊富に含まれています。血液をサラサラにして、血中の脂肪値を下げる働きもあるので、肉類よりも積極的に摂りたい食品です。

注意したいのは減量のために、食べないことです。栄養失調のリスクがありますし、代謝が落ちて体重が増えるどころか反対に身体は脂肪を蓄えようとすることもあります。

また、筋肉量や骨量が減ってしまい、体型が崩れる恐れもあります。筋肉が減るとインスリンの働きが低下してしまうこともあります。

さらに内臓脂肪が多かったり、高血糖だとインスリンの働きそのものも弱くなってしまいます（インスリン抵抗性）。

炭水化物を制限することでインスリン反応はなだらかになります。炭水化物と脂肪の取りすぎが肥満をもたらすわけです。炭水化物と脂肪を控えて、たんぱく質を十分に摂る食生活が循環器疾患のリスクを低減します。

脳はブドウ糖をエネルギー源とするため、炭水化物を控えると頭が働かなくなるのではないか、また糖からつくられるグリコーゲンは肝臓や筋肉に蓄えられ、運動などの活動に使われるため、運動に支障をきたすのではないかと不安になる方もいらっしゃいます。

しかし、私たちの身体はたんぱく質を分解したアミノ酸を使って肝臓により糖がつくられるため心配はいりません（糖新生）。

食事法のモデルはたくさんあります。現代食はカロリーは十分なので、制限しなければならないくらいですが、あまりに複雑にすると実践できないので、栄養素については、たんぱく質と野菜をたっぷり摂ること。炭水化物は控えめというバランスを勧めています。

かかりつけ医の大切さ

ドイツではかかりつけ医制度があります。節目のときにその人の体質や生活習慣から、どういう病気リスクがあるかを個別に診断します。緊急の場合を除き、どのような病気でもまずは自分のかかりつけ医に診てもらいます。

かかりつけ医は患者さんから見て「自分の健康状態を把握していて、どんな病気でも不調のときに診察をしてくれて、病気や治療についての説明をしてくれる。いつでも必要に応じて専門医を紹介してくれる」存在です。日本ではそのような明確な制度はありませんが、信頼の置けるかかりつけ医をもつことをおすすめします。

病気のことはわからないので、医者任せにするのではなく、納得できないことはなんでも質問して、治療方針を決めるのは自分の役割だということを理解しておきましょう。

かかりつけ医が診察できないときも、緊急のときに対応してくれる病院や医者を紹介してもらえるので、患者さんは安心が手に入ります。

専門医にとっても、かかりつけ医から紹介状を書いてもらえれば情報が得られるので、診療しやすくなります。

救急受診が必要になったときも、内服している薬がわかるだけでも、医者は多くの情報を得ることができます。

大病院だから安心、有名な大学病院の教授だから手術がうまいと決めるのではなく、症例に対して、どのくらいの治療実績があるのかに着目してください。

日本は医者が希望する専門分野に進みますが、アメリカでもドイツでも専門医の数は症例数に合わせて決まっています。これは専門医認定に十分な症例数を経験することが求められるからです。ドイツでは大学を卒業すると6年～8年かけて500例の手術をします。そこでようやく専門医と認定され、本格的なキャリアをスタートするのです。

日本の医療業界では教授になるためには、論文の数が評価されます。一流大学の系列病院だから臨床実績もトップレベルとは限りません。

また日本の医療は大学の縦割りのため、ある患者さんの症例に対して、担当医がどんなに実績のある他病院の医者を知っていても、手術担当は同じ大学病院内にするのが当たり前です。

さらにドイツでは第三者機関が、手術を受けて亡くなった人の年齢、合併疾患の有無など、事細かに病院を調査しています。病院側が情報開示を拒めば、金銭的なペナルティが課せられます。日本でも情報開示は進んでいますが、まだまだ厳格化されていません。

治療を受ける立場から見れば、大病院ほど設備がしっかりとしていて、そこで権威のある教授に診てもらえれば安心というイメージがあるかもしれません。しかし、皆さんには病院選びよりも医者選びをしてほしいのです。信頼できる医者を見つけて、かかりつけ医になってもらい、症状に合わせたよい専門医を紹介してもらいましょう。

患者さんにとってもよい医療をおこなうことになり、結果として病院の乱立と医者不足の解消、医療費の削減に貢献します。

おわりに

健康になることを楽しんでいますか？

心臓病で倒れる患者さんは「これをすることが自分の人生なんだ」と、身体を壊すまで努力してきた人が多いのです。その前になんらかの症状は出ていたはずです。「仕事が命なので、それで倒れても本望だ」と豪語する人もいますが、その人が突然病気になり、寝たきりになるような事態が起これば周囲の人に負担がかかるのはもちろん、多額の医療費（半分は税金）が使われてしまいます。

病気になっていない、健康診断の数値で異常がないから健康ではないのです。健康体であれば、だるさや疲れはありません。活力がないのは隠れた病気の前触れです。皆さん、身体の声に耳を傾けず、自分のしたいことを続けた結果、これ以上は無理だというときに病院に来られます。異変が起こるのは20年後、30年後です。

わたしも医者になって10年間は仕事に没頭していました。しかし、心臓手術をして治癒しても、患者さん自身が生き方を変えなければその次の病気が出てくることに気がつきました。患者さんの人生を理解して、生涯の健康体を得られるようにすることが医者として、自分の仕事の質を高めることにつながるとわかり、医学一辺倒だった人生から、さまざま経験をして、患者さんの人生に即した生活改善の助言をするように変わっていったのです。

使われないものは失われるという言葉は身体に当てはまります。私たちの身体はただ再生・修復するだけでなく、自己調整できます。身体も心も十二分に活かしきったとき、私たちは生きがいを感じることができるのではないでしょうか。そう考えれば、健康を追求することは、自分という人間を最大に活かすこと、生きる目的そのものとは言えないでしょうか?

定年で生きがいを失い、人生を楽しめなくなって、やがて病気に罹ってしまう。もし、その人が働いているときも趣味をもち、外へ出かけて、感動するようなものをたくさん味わっていれば、いくつになっても生き生きとした人生を歩むことができるはずです。

真の健康とは、どのような自己実現をしたいかを追求することであり、その結果、日本の国家予算の半分を占める医療費の削減にも貢献できます。

毎日いかに健康に過ごせるかを考えてほしいと思います。そして、好奇心が湧くような、意欲が出てくるようなことにたくさん取り組んでください。

健康は、本人が人生の目的にしようと思わなければ始まりません。身近なことから人生そのものを充実させる方法はあるのです。

2018年8月

南和友

[著者プロフィール]

南和友（みなみ・かずとも）

ドイツ・ボッフム大学永代教授
医療法人冠心会大崎病院東京ハートセンター顧問
医療法人社団友志会理事長

1946年大阪生まれ。74年京都府立医科大学卒業。76年ドイツ国費留学生（DAAD）としてデュッセルドルフ大学外科へ入局。以後30年間にわたりドイツで心臓血管外科医として活躍。心臓手術件数で世界最大級のバードユーンハウゼン心臓・糖尿病センターの立ち上げに参画。84年に主席心臓外科医、89年同センター副所長、臨床外科医教授に就任。2004年ボッフム大学永代大教授に日本人としてはじめて任命される。05年から10年かけて日本大学医学部心臓血管外科教授を務める。10年医療法人北関東循環器病院の病院長を経て、17年に大崎病院東京ハートセンター顧問に就任。これまでに日本人心臓外科医として世界一の20,000例超の心臓・血管・肺手術を執刀。現在も現役の心臓外科医として年間多くの心臓手術をおこなう。国内外の20以上の学会員・評議員を務め、特別講演・テレビ・ラジオにも多数出演。著書に『日本の医療危機の真実 —いまこそ求められる医療制度改革—』（時事通信出版局）、『こんな医療でいいですか？ —ドイツから日本へ30年ぶりの復帰からみえてきた日本の医療とは—』（はる書房）、『解病—病気から解放される生き方—』『病気にならない歩き方』『蘇活力』『蘇活力実践篇』『老いるほど血管が強くなる健康法』（アチーブメント出版）、『人は感動するたびに健康になる』（マキノ出版）などがある。

アチーブメント出版

[twitter]
@achibook

[facebook]
http://www.facebook.com/achibook

[Instagram]
achievementpublishing

世界No.1日本人心臓外科医が教える
心臓・血管・血圧
すべての悩みを解決する方法

2018年（平成30年）9月8日　第1刷発行
2018年（平成30年）9月19日　第2刷発行

著者 ―――――― 南和友

発行者 ――――― 青木仁志
アチーブメント出版株式会社
〒141-0031 東京都品川区西五反田2-19-2
荒久ビル4F
TEL 03-5719-5503／FAX 03-5719-5513
http://www.achibook.co.jp

装丁・本文デザイン ― 轡田昭彦＋坪井朋子
印刷・製本 ――― 株式会社光邦

ISBN 978-4-86643-031-7